Research Protections, OHRP)」であり、後者は「研究公正局（Office of Research Integrity, ORI)」の管轄下にある。もちろん、研究倫理の領域においても不正行為の問題が議論されることはあるが、それはあくまでも被験者保護に関わる限りにおいてのことである。

本書ではこの研究倫理の問題を、専ら医学分野に焦点を絞って論じる。もちろん、人を対象とする研究は行動科学・社会科学の領域でも行われており、それらの領域でも一定の議論蓄積がある。ただし、医学研究の分野は、身体的な侵襲行為を伴うことや、社会的弱者を対象とすることが多く、倫理的問題の複雑さが際立っている。実際、これまでに提案された研究倫理の議論枠組みの多くは、リスクの高い医学研究を念頭において形成されてきた。そこで本書では、投薬や採血といった侵襲行為を伴う医学研究を中心に、研究倫理の問題を考えたい。ただし、その記述は概ね医学系以外の領域においても適応可能なものであり、基本的な考え方としては重なる部分も大きい。本書の議論が研究倫理全般に寄与することにつながれば幸いである。

本論で見ていくように、学としての研究倫理は生命倫理学（bioethics）の一分野として、主に一九七〇年代以降のアメリカで発展した。しかし日本では、生命倫理学は主に先端的な医学研究の倫理を扱うものであり、ルーティンとして行われる医学研究とはあまり関係ないものだと思われている。たとえば一昔前であれば、ヒトゲノム計画の進展に伴う遺伝学関係の話題が「医学・生命科学研究の倫理」のホット・トピックであった。現在であれば、iPS細胞やES細胞などの幹細胞研究の進展に伴う再生医療や、各種の脳波測定装置の発展に伴う脳科学研究がその座を占めている。生命倫理学者は新しい医学・生命科学研究の進展に目を光らせ、予想もしない問題が起きないかを日々監視している、というのが世間のイメージかもしれない。

しかし実は今あげたすべての研究は、もしそれが現実の医療となってわれわれの生活に影響を及ぼすとすれば、必ず「人で試す」という段階を経なければならない。たとえば、再生医療が実現するためには、それ相応の人数の患者で実際に試してみて、うまくいくという確証を得る必要がある。近年の脳科学研究では、念じただけでロボットアームが動く装置などが注目されているが、それが広く臨床で応用されるためには、実際の患者を対象とした実験が必要となる。そう考えてくると、あらゆる先端的な研究の行きつく先は、結局のところ、ルーティンの医学研究とそう大きくは変わらないことになる。研究者は研究計画書を書き、それを施設の倫理委員会に出し、倫理委員会はその研究の審査を行い、問題点があれば改善してもらう。そうした一連のプロセスを経て、「先端医療」は臨床へと着地していく。

しばしば一部の生命倫理学者は、まだ実現していない医療や医学の未来を予想し、起こりうる問題を予見的に検討して見せる。これに対して、研究倫理が対象としているのは、私たちの社会で「今まさに起きている」問題である。どんな先端的な研究であっても、臨床の場で使われるようになるためには、倫理審査やインフォームド・コンセントといった具体的な手続きを経なければならない。そのためにも、研究倫理が現在提供している道具立てが適切なものかどうかを、日頃から吟味しておく必要がある。

生命倫理学の仕事は、来るかもしれない未来を予想し、ありうる課題を枚挙していくことだけではない。すでに現実化している足元の医学研究を見つめ、それに関わる人たちが納得できるような具体的な改善案を一つずつ積み上げていくことも大切な仕事である。この意味で、研究倫理は生命倫理の中でも、とりわけ実践的な性格を帯びている。

しかし残念ながら、日本においては現在まで学としての研究倫理はほとんど発展しておらず、欧米の基本的な研究蓄積さえ十分には紹介されていない。そこで本書では、英語圏の研究倫理の歴史を辿り、研究倫理の議論の一つの見取り図を提供することを試みる。その際、具体的には、「研究と実践《プラクティス》の区別」という論点に即して議論を掘り下げることにしたい。臨床医学研究の文脈で言えば、「実践《プラクティス》」とは「診療《プラクティス》」を意味し、より具体的には、これは「人を対象とする医学研究は、いかなる意味で通常の医療ケアとは異なるのか」という問いとなる。研究倫理の論点は、インフォームド・コンセントやリスク・ベネフィット評価から国際共同研究の倫理に至るまで多岐にわたるが、本書で取り上げる「研究と実践の区別」という論点は、これら個別の論点に先行する特別の位置を占めている。研究倫理の検討対象となるべき「研究」の定義にかかわるという点で、メタ的な論点といってもよい。実際、歴史的に見ても、現代的な研究倫理の考え方が形成される際に、最初に検討されたのがこの論点であった。

このように、本書はあらゆる研究倫理のトピックを網羅しているわけではなく、むしろ扱っているトピックは限定されている。しかしその代わりに、研究倫理の根幹をなす論点に着目し、この論点に即して議論の流れを追うことで、読者がこの分野の全体像をより明晰に理解できるよう配慮したつもりである。本書の最大の狙いは、具体的なテーマに即した議論を通して学としての研究倫理の重要性を明らかにし、日本においても網羅的な入門書が受容されるような地平を切り拓くことにある。

本書が臨床研究に従事する医療者やその他の分野の研究者にとって、また生命倫理や医療倫理に関心のある人文・社会科学系の研究者にとって、研究倫理の諸問題について思考を整理し、見通しを得るためのたたき台の一つとなることを願っている。本書をきっかけとして、この分野に関心を持つ人々が少しでも増えるならば、これに勝る幸せはない。

研究倫理とは何か

臨床医学研究と生命倫理

目次

目次

凡例

・文献については、巻末の文献表に一括して掲示した。
・文献注については、文中（ ）内に、（著者名 出版年：引用ページ数）の形式で、訳書がある場合には、（原著者名 原著の出版年：原著の引用ページ数＝訳書の出版年：訳書の引用ページ数）の形式で示した。ただし、訳文は必ずしも邦訳書に従っていない。
・引用文中〔 〕内は、引用者の補足を表す。
・引用文中、傍点は原文イタリックによる強調を表す。

序　章　なぜ研究倫理なのか

1　焦点としての「人を対象とする研究」

本書は、「研究と診療の区別（distinction between research and practice）」という論点に則して、主としてアメリカ合衆国において一九七〇年代以降に発展した「研究倫理（research ethics）」と呼ばれる学問領域の基本的な見取り図を提供するとともに、その新たな展開可能性を探る試みである。

現代的な「研究倫理」は、一九七〇年代にアメリカで誕生した「生命倫理（学）（bioethics）」の一分野として発展してきた。というよりも、そもそも生命倫理学という学問自体が、研究倫理に関する具体的な問題を検討する中で形成されてきた、といったほうが正しい。実際、歴史をひも解けば、「生物医学・行動科学研究における被験者保護のための全米委員会」(1)（一九七五〜一九七八年）で行われた議論が、その後の生命倫理学の発展の礎を築いたことは明白である（Rothman 1991＝2000；Jonsen 1998＝2009；香川 2000）。全米委員会は、数々の非倫理的な人体実験の反省を踏まえて、個別分野における一〇冊の報告書とともに、人を対象とする研究に関する一般的な倫理ガイドラインを公表した（NCPHS 1979＝2001）。この倫理ガイドラインは、今なおアメリカ国内において標準的なガイドラインであり続けているとともに、その後の国際ガイドラインにも強い影響を与えている。

以上の記述からもわかるように、本書で検討する「研究倫理」とは、基礎科学を含むあらゆる科学研究の倫理ではなく、専ら「人を対象とする研究の倫理」のことを意味している。[2] なかでも、主たる検討対象となるのは、投薬や手術など一定の身体的リスクを伴う侵襲的な医学研究である。その意味で、本書の正確なタイトルは、「人体実験の倫理とは何か」、ないしは「臨床研究の倫理とは何か」とでも呼ぶべきものであろう。[3] ただし、「倫理」という言葉の基本的な意味が、人と人との関係を規定する規範であるとすれば、動物や人体の一部を対象とする研究よりも、生きている人間を対象とする研究においてまず「倫理」が問われるのは自然の成り行きである。実際、本書がとりあげる欧米の研究倫理の議論においても、その中心的な争点を形成してきたのは、専ら人を対象とする医学研究であった。[4] そこで以下本書では、特に断らない限り、「研究倫理」という言葉を「人を対象とする医学研究の倫理」という意味で用いる。

なかでも、本書で主にとりあげるのは、研究倫理の個別の論点に先行して存在する「研究と診療の区別」という論点である。それは端的には、そもそも研究倫理の対象となる「人を対象とする研究」

とはいかなるものなのか、という問いである。この一見当たり前に見える問いは、じつは医学研究の文脈においては、特別な意味を持つ。というのも、人を対象とする医学研究は通常、病院に治療を求めてやってくる患者を対象に行われるがゆえに、しばしば現場では「治療」と「研究」が同時並行的に、ないしは渾然一体となって行われているからである。

それゆえ、臨床研究の倫理は、この渾然一体となって行われている両者をどう弁別するか、という問題から出発せざるをえない。実際、後に見ていくように、「研究と診療の区別」という論点は、一九六〇年代から様々な形で研究倫理の主要な論争を規定してきた。この背景には、そもそも近代医学のなかには、研究と診療の間に存在する緊張関係がビルトインされており、それが研究倫理の本質と深くかかわっている、という事情がある。そこで以下ではまず、近代医学の歴史を振り返りつつ、人を対象とする医学研究における倫理的問題の所在について検討しておきたい。

2　研究倫理の根本問題

搾取の可能性

研究倫理の根本的な問題とはいったい何だろうか。あるいはなぜ研究倫理は必要なのだろうか。その一つの答えとして、医学研究において、被験者は他者のために利用され、搾取される危険性があるからだ、という理由がある（Emanuel et al. 2008）。たとえば、この点について、臨床研究の方法論についてのあるテキストでは、以下のような記述がなされている。

臨床研究における根本的問題は、つまり、少数の個人が他人や社会の利益のために、研究被験者として負担あるいはリスクを背負わされることである。研究の恩恵を受ける人に被験者自身も含まれる可能性もあるが、似通った疾患やリスクを持った他人も含まれ、さらには将来世代や社会もそれに含まれる。他人の利益のために、被験者に何らかのリスクや害や負担を背負わせるということは、搾取の可能性（potential for exploitation）があるということである。（Grady 2002: 16＝2004: 13）

ここで述べられているのは、人を対象とする研究という営みが、極めて危ういバランスの上に立って行われている、という端的な事実である。臨床研究の主たる目的は、将来の患者やその他大勢の患者のために医学的知識を増大させるという点にあり、個々の被験者にとっての最善の利益を追求することにはない。それゆえ、個々の研究被験者は究極的には、目標を達成するための「手段」としての位置づけを免れえない。むろん、それは同時に被験者が単なる「手段」として扱われてよい、ということを意味するのではなく、被験者に対しては、可能な限り「大事に扱われているのだということと、彼らの権利と福利は守られるということを保証すること」が肝要となる（Grady 2002: 16＝2004: 13）。しかし、なぜそのような配慮が必要なのかといえば、あくまでもその出発点において、被験者が常に搾取の危険性にさらされている、という前提があるからである。[5]

この点に早くから気付いていたのが、哲学者のハンス・ヨナスである。ヨナスはその先駆的な論考の中で、次のように指摘している。あらゆる医学的実験はその本質において、「大きな社会的利益があるだろうという推定によって正当化しつつ、人格の不可侵性を選択的に唾棄したり、さらさなくてもいいような危険に健康と生命とを儀式的にさらすという」点において「犠牲的」である、と(Jonas 1969: 224＝1988: 103)。それゆえ、医学研究や実験に参加することは、「望むことはできるが強制することはできない一種の宗教的命令のようなつかみどころのないもの」であり、「社会はこの最も貴重な資本を乱用から保護しなければならない」(Jonas 1969: 224＝1988: 108)。ここからヨナスは、よく知られている「許容度の下降的序列(a descending order of permissibility)」という命題を導き出す(Jonas 1969: 235＝1988: 115)。すなわち、リスクの高い医学研究への参加は、社会的に不利な立場にある人間ではなく、医学研究者自身をはじめとする、もっとも恵まれた立場にある人間から始めるべきだ、というのである。[6]

ヨナスの認識は、医学研究においては、社会の利益のために個々の被験者がリスクや負担を負うという構造が存在することを率直に認めている点で、先の搾取可能性を強調する立場と同一の地平に立っている。それゆえ根本的な問題は、研究被験者となるリスクや負担を誰がどのように負うべきか、という問いに帰着する。ヨナスの「許容度の下降的序列」という議論は、この問いに対して、社会的地位に即した実体的な基準を設けることで、明確な解を与えようとしたものである。この点で、その解決法の是非はともかくとしても、「犠牲としての人体実験」というヨナスの指摘は、答えるべき問いを的確に示したものであった。

このように、研究倫理はその根底で、被験者になるという負担やリスクの分配に関わる規範的な学という性格を帯びている。その際、繰り返し問題になってきたことは、研究者の「自然」な選択に任せておく限り、この「犠牲」が弱い立場にある人々に集中しかねない、という問題であった。たとえば、一九七〇年代の研究倫理で議論されたのは、子どもや囚人や精神障害者に対する研究であり、一九九〇年代は先進国の研究者が発展途上国で行う研究であった。いずれにせよ歴史的にみれば、研究倫理の議論を一貫して牽引してきたのは、社会的弱者が研究参加の負担やリスクを不当に負わされているのではないか、という懸念である。だとすれば、研究倫理が搾取可能性を最小化しようとするさいにまず考えるべきは、社会的弱者の研究参加の問題だということになる。

近代医学のアポリア

この点に関連して、実は近代医学の誕生以来、研究参加という「犠牲」を強いられた社会的弱者とは、まずもって病院に収容された「患者」であった、という事実を改めて確認しておく必要がある。たとえば、日本にはかつて「学用患者」という制度があった。学用患者とは、「無料で入院させる代わりに研究材料となることを承諾させた患者」（砂原 1988: 9）のことであり、その存在は明治初頭から戦後の高度成長期に至るまで、日本の大病院では当たり前のことだったとされている（川上 1982:

22-28）。学用患者になった病人は、基本的に治療費や入院に関わる経費を支払う義務はなく、この意味では、医療が高価な時代には、学用患者制度は一種の「慈善」とも考えられていた。とはいえその一方で、入院するにあたっては、医師の命令に逆らわないことや、それまでにかかった費用を支払わなければ自主的に退院できないといった内容の「承諾書」にサインする必要があった。それゆえ、川上武が『現代日本病人史』において、「治療費が払えないために学用患者になった病人は、完全に医師の隷属下にあり、自分の意思・都合で退院しようと思っても……結局はその希望を達することができなかった」と記しているのはけっして大げさなことではない（川上 1982：25-26）。

ただし、治療費の払えない病人を「研究材料」として医学が発展するということ自体は、日本に限ったことではない。たとえば、ミシェル・フーコーは『臨床医学の誕生』において、一八世紀末のフランスの施療院をめぐって、同様の事態が生じていたことを指摘している[7]。フーコーによれば、この時期に「臨床教育という概念」によって「重要な道徳的問題」が引き起こされていたという（Foucault 1963＝1969：120）。すなわち、「臨床教育という概念」にしたがえば、一人前の医師になるためには、臨床現場で患者をじっくりと観察し、病気の経過を詳しく知らなければならない。しかし、一般の開業医は、患者からの評判が悪くなれば生計を立てていけなくなってしまうがゆえに、患者を教材にすることはできない。そこで、「臨床教育」の場として注目されるようになったのが施療院である。というのも、施療院はそもそも治療費を払えない病人が治療を求めてやってくる場所であり、患者の評判がその「生計」には直接関係しないからである。

しかしその一方で、施療院の患者を医師の研修に利用することは、「重大な道徳的問題」を生じさせることになる。というのも、施療院にやってくる患者たちは、治療を求めているのであって、教育の手段となることなど望んではいないからである。だとすれば、「貧乏のために施療院に助けを求めるほかなかった患者を、いかなる権利によって臨床的観察の対象」とすることができるのだろうか(Foucault 1963＝1969：120)。フーコーによれば、この道徳的問題の解決法として立ち現われてきたのは、臨床教育の素材となるという「義務」と慈善としての「治療」とのトレード・オフという考え方であった(Foucault 1963＝1969：122)。すなわち、社会から無償で医療を提供されている患者は、その返礼として教育の素材となるのはやむをえない、という論理がそれである。

いうまでもなく、この「解決」を支えている論理は、先に見た学用患者の場合と同じものである。すなわち、自ら生産できないものが社会から無償で治療を引き出すならば、その代わりに病気の身体を研究や教育の材料としてさしだし、その恩に報いるべきだ、という論理がそれである。もちろん、現在ではこのようなあからさまな形で患者が教育や研究の「素材」と化すことが正当化されることはない。また、少なくとも公的医療制度が普及した先進諸国においては、かつてのように貧しい入院患者だけに被験者になるというリスクや負担が一方的に押し付けられているわけではない。

しかし結局のところ、現代においてもフーコーが見出した「重要な道徳的問題」の構図そのものは変わっていない。学用患者や一九世紀の施療院のようなことはなくなったとはいえ、近代医学が患者で学び、患者で育てるという方法論を採用する限り、場所や時代を問わず「素材」となる患者は常に求められる。しかしその対象となる患者は、何らかの病いを得て、施設に滞在しているという点で、すでに十分弱い立場に置かれている。倫理的には負担を負わせるべきではない対象に、科学的な理由から負担を負わせざるをえないというジレンマ。この意味において、研究倫理の根本的問題は、近代医学の方法論そのものに起因する古くて新しい「道徳的問題」なのである。

3　学としての研究倫理

研究倫理の空白

では、日本においては、これまでどのようにこの分野は研究されてきたのだろうか。実は、国内においては、この領域の専門的な研究はあまり行われてこなかった。(8) これは日本の生命倫理学の動向をみると明白である。先述したように、アメリカにおいては、そもそも生命倫理学そのものが研究倫理の問題から出発している。しかし、日本の生命倫理学は、近年までほとんど研究倫理の問題を取り上げてこなかった。たとえば、日本において早くからこの分野に注目してきた倫理学者の土屋貴志は、いくつかのデータベースを元に日本の生命倫理の議論状況を精査した結果、人を対象とする研究の倫理についての研究がほとんど行われていないことを明らかにしている（土屋 2002）。この点において、土屋が指摘するように、日本生命倫理学会の創立総会における記念講演が「人を対象とする実験の社会的規制（Social Regulation of Human Experimentation）」というタイトルで行われた、という事実はあまりにも皮肉である（土屋 2002：167）。

これは一つには、日本における生命倫理学の「輸入」の時期と関わっている。いうまでもなく、日本においてであった「生命倫理」という言葉が市民権を得たのは、一九八〇年代の脳死・臓器移植に関する論争においてであった。先述したように、アメリカの生命倫理学の出発点は一九七〇年代の研究倫理に関する議論にあるが、一九八〇年代における生命倫理の話題の中心は、むしろ脳死や治療停止の問題であった。それゆえ、この時期に一斉に生命倫理学の輸入が始まった日本においては、それ以前の議論が十分顧みられないまま生命倫理学が普及していく、という、今から見れば奇妙な事態が生じたのである。[9] むしろ以下で見るように、日本における研究倫理に関する議論は、その後二〇〇〇年代になってようやく本格的に始まった、といったほうがよい。

タブーとしての人体実験

ではなぜこのような状況が生じたのだろうか。土屋は、その主な要因を、日本国内における「人体実験」という言葉のタブー化に見出している（土屋 2002）。いうまでもなく、「人体実験（human experimentation）」とは「人を対象とする研究（research involving human subjects）」そのもののことであり、英語圏では両者は互換的に使用されている。しかし、日本では事情が違う。というのも、日本語の「人体実験」という言葉には、すでに「非倫理的な医学研究」という負のレッテルが付与されているからである。

土屋によれば、こうした事態が生じたのは、第二次世界大戦中に行われた日本軍による非倫理的人体実験に対する反省がなされず、戦後も実行者の一部が医学界で勢力を維持したため、「人体実験」という言葉自体がタブーになってしまったからだという。確かに、現代の研究倫理の出発点の一つは、ナチスドイツの医師による非倫理的人体実験を裁いたニュルンベルク裁判にある。今でこそ当然のように言及される「研究参加に際しては、被験者から同意を得なければならない」という基本的な原則もそこから確立してきた。

これに対し、日本においては戦時中の人体実験の問題が、アメリカとの取引によって裁かれることなく隠蔽されてしまい、そもそも根本的な反省が加えられなかった。それゆえ、人体実験の倫理についての反省的考察が深められなかった、というわけである。くわえて、土屋はこうした医学会の現状を追認し、この問題を追及してこなかったジャーナリズムや人文・社会科学系の研究者にも責任があると指摘する（土屋 2002: 169）。実際、土屋はその後、日本軍の人体実験の歴史研究に精力的に取り組んでおり、その成果の一部は欧米の研究倫理における共有財産となっている（Tsuchiya 2008）。

以上の土屋の指摘は概ね首肯できるものであるし、日本の生命倫理学が自国の歴史への反省を十分に踏まえていない点は、批判されてしかるべき点であろう。ただしその一方で、日本における人体実験論の不在には、戦時中の経験以外の要因も関係していることも、ここでは指摘しておきたい。とりわけ、日本の状況に関して言えば、人体実験論不在の背景には、その対象となるべき「人体実験の不在」とでもいうべき状況があった。もともとドイツ医学の伝統を受け継いだ日本の医学界は、実験室で行う基礎研究を重視しており、主に英米で発展してきた人を対象とする研究の方法論には疎かった。事実、日本の医学研究者の主流は、長らく基礎医学研究者であり、医薬品や医療機器の安全性や有効性について人で検証する研究は一流の学者の仕事ではないと考えられてきたのである（井村 2006）。もっとも、これは日本の医師が患者を対象に新しい治療を試すという局面が欧米に比べ少なかった、ということを意味しているのではない。むしろ、そうした「試す」という局面が厳密な科学的研究として行われることが少なかったということである。

これと関連して、日本が医薬品開発における後発先進国であった、という歴史的背景も研究倫理の不在を後押しした。後発国として出発した近代日本は、基本的に医薬品開発の初期段階を欧米に依存してきたため、国内ではどちらかといえば、欧米ですでに成功している試験を再度なぞる、という傾向が強かった。そのため、日本では臨床試験を「治療」の一環であるとみなす発想が長らく強く、それが厳しい倫理を伴う「実験」であるという態度はなかなか生まれなかった。この点に関連して、日本に臨床試験を導入した初期の立役者である砂原茂一は、日本は「最初の一例」を「輸入」ですますことによって、「第Ⅰ相試験の倫理的緊張感を伴うことなしに、なしくずし的に気楽に動物から日常臨床への移行が行われてきた」と指摘している（砂原 1974：167）。

とはいえ、現在急速に状況は変わりつつある。近年、臨床研究に基づくエビデンスの重要性が強調され、日本においても人を対象とした医学研究への取り組みが活性化してきている。あわせて、医薬品開発のグローバル化に伴い、これまでとは異なり、まだ欧米でも承認されていない医薬品の臨床試験が日本でも行われるようになってきた。この点で、「なしくずし的」な移行はもはや許されない状況が生まれつつある。いまや日本社会も、研究倫理の問題に正面から取り組むべき時期に差し掛かっているのである。

国内の研究動向

実際、ここ二〇年の間に社会制度の面ではかなり大きな変化があった。一九九〇年代以降、新薬の臨床試験の現場では、一連の倫理的な手続きが導入され、二〇〇〇年代にはそれ以外の臨床研究に対しても各種の倫理ガイドラインが整備されてきた(10)（本書第一章参照）。その結果、二〇〇〇年代には研究倫理に関連する研究が日本においても、少しずつではあるが生み出されてきた。そこで以下では、おおまかにこれまで日本において研究倫理の領域に関連して進められてきた研究を三つに分類し、その概要を示しておきたい。

第一の研究領域は、被験者保護に関する法や倫理ガイドラインなど主として社会制度の動向に関する研究である(11)。古くは、一九七〇年代のアメリカの被験者保護関連の法制度の動向に関する紹介から、二〇〇〇年代に提示された被験者保護法の提案まで、日本においてもっとも蓄積があるのがこの領域である(12)。研究者の背景は、生命倫理や応用倫理というよりも、法学や政策科学が主であり、ジャーナリストや医療関係者による研究も多い。主に諸外国の被験者保護制度の動向の紹介が中心であるが、しばしば倫理的な問題も議論されている。

なかでも、二〇〇三年に包括的な被験者保護法要綱試案を公表した生命倫理政策研究会のメンバーである光石忠敬、橳島次郎、栗原千絵子の一連の研究は、二〇〇〇年代の日本における被験者保護法制の議論をリードしてきた（光石ほか 2003）。弁護士の光石忠敬は一九七〇年代から一貫して被験者保護の問題に取り組んでおり、法的な側面だけではなく倫理面についても多くの論考を公刊している（光石 1974, 1988, 2003, 2004 など）。科学政策論の橳島次郎は、一九九〇年代からフランスの被験者保護制度の紹介を継続的に行っており、その延長線上で、二〇〇二年にはアメリカ、フランス、台湾との比較から日本の被験者保護法制のあり方について提言を行った（橳島 1995；橳島ほか 2002 など）。臨床試験の専門誌『臨床評価』の編集スタッフを長く務めた栗原千絵子は、二〇〇〇年代以降に、日本と世界の医薬品規制および倫理ガイドラインの動向についての数多くの論考を発表しており、生命倫理学者としても活躍している（栗原 2003, 2004a, 2004b など）。これら一連の研究成果のうえに提示されたのが、二〇〇三年の被験者保護法要綱試案であり、二〇〇七年には改定版も公刊された（光石ほか 2007）。

これに対し、アカデミックな法律学の分野においては、一九七〇年代から一部の研究者のあいだで人体実験や新薬の臨床試験についての議論が存在したとはいえ、近年まで大きな流れを形成することはなかった[13]。しかし、一九九七年には日本医事法学会においても、臨床研究についてのシンポジウムが組まれ[14]、二〇〇〇年代後半には、本格的な研究書が二点公刊されている[15]（甲斐 2005；三瀬 2007）。あわせて、同じ時期に、抗がん剤の臨床試験に関する民事訴訟が社会的に注目され、関連する書籍や

郵便はがき

恐縮ですが
切手をお貼
りください

112-0005

東京都文京区
水道二丁目一番一号

勁　草　書　房
愛読者カード係行

（弊社へのご意見・ご要望などお知らせください）

・本カードをお送りいただいた方に「総合図書目録」をお送りいたします。
・HP を開いております。ご利用ください。http://www.keisoshobo.co.jp
・裏面の「書籍注文書」を弊社刊行図書のご注文にご利用ください。より早く、確実にご指定の書店でお求めいただけます。
・代金引換えの宅配便でお届けする方法もございます。代金は現品と引換えにお支払いください。送料は全国一律300円（ただし書籍代金の合計額（税込）が1,500円以上で無料）になります。別途手数料が一回のご注文につき一律200円かかります（2005年7月改訂）。

愛読者カード

15417-3　C3012

本書名　研究倫理とは何か

お名前《ふりがな》　　　　　　　　（　　　歳）

ご職業

ご住所　〒　　　　　　　　お電話（　　　）　－

本書を何でお知りになりましたか

書店店頭（　　　　　　　書店）／新聞広告（　　　　　　　新聞）

目録、書評、チラシ、HP、その他（　　　　　　　　　　　）

本書についてご意見・ご感想をお聞かせください。なお、一部をHPをはじめ広告媒体に掲載させていただくことがございます。ご了承ください。

◇書籍注文書◇

最寄りご指定書店	（書名）		
市　町（区）	（書名）	¥	（　　）部
書店	（書名）	¥	（　　）部
	（書名）	¥	（　　）部
	（書名）	¥	（　　）部

※ご記入いただいた個人情報につきましては、弊社からお客様へのご案内以外には使用いたしません。詳しくは弊社HPのプライバシーポリシーをご覧ください。

論文が何点か公刊された（仲正ほか 2003；仲正ほか 2006；仲正 2005；田代 2008b）。これら一連の研究は必ずしも研究倫理に特化した議論ではないものの、二〇〇〇年代における議論の広がりを示している点で興味深い。

次に、第二の研究領域として、主として倫理委員会の機能や実態に関する実証的研究を挙げることができる。第一章で示すように、日本の倫理委員会の主たる業務は、臨床上の意思決定を支援するというよりも、臨床研究の倫理審査にある。それゆえ、倫理委員会に関する実態調査の多くは、日本において、実務レベルで研究倫理の問題がどのように処理されているのかを示すものとなっている。[16] この点で、しばしば行われる全国規模の倫理委員会調査の結果は、各施設での取り組みを示す貴重な資料である[17]（赤林 2000；白井 2004；原・増田 2007 など）。また倫理委員会関係以外でも、被験者の意識やインフォームド・コンセントのあり方について、二〇〇〇年代にはいくつかの実証研究が公刊されている（Asai et al. 2004; Matsui et al. 2005 など）。これらは研究倫理における「実証的生命倫理[18]（empirical bioethics）」の日本的展開としても注目に値する。

最後に、第三の研究領域として、歴史研究を挙げることができる。先に紹介した土屋の一連の業績を除けば、二〇〇〇年代に至るまで、生命倫理学のなかで研究倫理に関する文献は極めて少なかった（土屋 1999）。しかし現在では、香川知晶による詳細な生命倫理学史研究をはじめとして、日本人の手による歴史研究はもとより、欧米の生命倫理学史研究も日本語で読めるようになっている（Rothman 1991＝2000; Jonsen 1998＝2009; 香川 2000）。これらの研究は必ずしも研究倫理のみを取り上げているわけではないが、一九七〇年代の人体実験論についても一定の紙幅を割いており、生命倫理学において研究倫理の問題がどのように論じられてきたのかを知るうえで有用である。[19] 本書もまた、とりわけ第一章と第二章の一部の記述に関しては、これらの先行研究に負うところが大きい。

このように、日本においても特に二〇〇〇年以降、研究倫理に関する文献は増加傾向にある。これは先にも述べたように日本の医学研究のトレンドの変化に対応している側面もあり、この傾向は今後も加速していくと予想される。しかしその一方で、上記の研究の多くは、被験者保護制度の研究や倫理委員会の実態調査など、どちらかといえば、特定の実践的目的を達成するための研究という性格が強く、必ずしも理論的考察は深められていない。また、かりに理論的検討が行われているとしても、欧米における研究倫理の議論蓄積を踏まえた議論が行われることは稀であり、[20] その点では学としての「研究倫理の空白」は続いている。

これに対して、本書はあくまでも欧米の議論蓄積を踏まえたうえで、「研究倫理とはそもそも何か」といった本質的な問いに立ち返って基礎理論的な考察を展開することを目指している。日本においては、これまで生殖医療に関する研究や遺伝子関係の研究、再生医療に関する研究など、個別の研究領域に応じて倫理を考える視点が強かった。これに対して、むしろ現在必要なのは、それらの様々な領域における倫理的問題に共通するような理論枠組みを構築していくことだと考えられる。この点で、本書は「研究と診療の区別」という限られた論点に則してではあるが、今後、日本において研究倫理に関する理論的枠組みを彫琢していくさいのたたき台を提供することを意図している。

4　倫理というアプローチ

応用倫理学批判

ここまで本章では、本書がなぜ研究倫理のなかでも人体実験論を扱うのか、またそれと関係して研究倫理に関する国内の研究状況がどのようになっているのかを示してきた。そこで最後になぜ本書が「倫理」というアプローチに着目するのか、という点を述べておきたい。近年では、研究倫理を含めた生命倫理の分野に限らず、環境倫理や企業倫理など、様々な領域で応用倫理学の研究が盛んである。しかしその一方で、応用倫理学の動向については、批判的な見解も提示されている（熊野 2000；岡本 2002）。

とりわけ、研究倫理を含む生命倫理学の文脈においては、代表的な批判者として、アメリカの医療社会学者レネー・フォックスをあげることができる[21]。フォックスの批判は多岐に渡っており、また時期によってそのトーンも変化するが、当初から一貫しているのは、生命倫理学の「エスノセントリズム（自文化中心主義）」批判である（Fox 1988）。彼女によれば、アメリカの生命倫理学の理論枠組みは、特定の文化的背景のなかで生まれたものであるにもかかわらず、その特殊性に無自覚である。その結果、生命倫理学は抽象的な「倫理」の名のもとに特定の価値観を隠蔽し、あたかも中立的な立場から問題解決を図っているかのように見せかけているという。

　こうしたフォックスの批判の一つのポイントは、「倫理」という言葉が場合によっては、複雑な社会的文化的背景を覆い隠して、単純な解決法へとミスリードしかねない、という点にある。とりわけ、日本においては、元来「ethics」の翻訳語として再定義された「倫理」という言葉は、当初から学術用語として用いられてきたため、われわれの日常生活とは乖離した議論である、というイメージをもたれやすい(22)。そこで以下では、本書が「倫理」という言葉をいったいどのような意味で使おうとしているのかをあらかじめ示し、その意図するところを明らかにしておきたい。

個と集団

　本書が「倫理」という用語を使う際に、まず依拠しているのはいわゆる「専門職倫理」や「職業倫理」の文脈で使用されている「倫理」の用法である。この点で、本書が扱う倫理は、いわゆる個人レベルでの「倫理感」のようなものではない。医師であれ、弁護士であれ、専門職倫理や職業倫理の文脈で問題になるのは、特定の集団に固有の「倫理」である。これは一見当たり前のように思えるが、日本においてはしばしば誤解されている。というのも、日本では専門職集団における倫理という問題が、すぐに「個人化」した形で語られてしまうからだ（福田 1967）。しかし、既存の専門職研究の蓄積を振り返ればわかるように、専門職にとっての倫理とは、まずもって集団に固有の倫理のことである。

　たとえば、専門職研究の古典的著作のなかで、ソンダースとウィルソンは、以下の四点を専門職の要件として挙げている（Car-Saunders & Wilson 1933）。⑴長期の訓練によって獲得された専門的技術、⑵専門的技術に関連した特別の責任感情とそれを明記した倫理綱領、⑶専門的技術と倫理綱領の維持・統制を行う結社の形成、⑷利潤追求型ではなく、謝礼または給与形態をとる固定報酬制の採用、がそれである。このうち、通常、専門職の要件として重視されるのは⑴の「専門的技術」であるが、ここで注目すべきなのは、むしろ⑵の「倫理」と⑶の「団体」である。つまり、専門職の本質は、知識や技術そのものだけではなく、知識の使い方についての規範とその維持・管理を行う専門職団体にある、とされているのである。

もちろん、ソンダースとウィルソンの議論には時代的・地域的な制約もあり、その後は様々な批判も行われている。しかしその一方で、その後に提出された多くのモデルにおいても、今述べたような理念型、いわば知識・技術と倫理を専門職団体が維持・運営するというモデルは存続しており、[23] 本書で取り扱う「倫理」の基本的なイメージもそれを踏襲している。それゆえ、本書で扱うのは研究者個人のレベルではなく、あくまでも集団レベルでの倫理である、ということを予め強調しておきたい。

自律と他律

もう一点、本書が「倫理」という言葉で表現しているのは、医学研究の規制に関して、強制的な規範よりも自主的なルールに着目したい、という視点である。この区別は一般的には「法と倫理」という形で議論されることもあるが、近年では「ハード・ローとソフト・ロー」という対比で議論されることも多い。

国際法学者の位田隆一によれば、ソフト・ローとは「従来考えられてきたような法的拘束力はないが、かといって法的価値が全くないともいい切れない、いわば法と法ではないものとの中間的な存在」の総称であるという（位田 2005: 78）。それゆえ、医事法の領域でいえば、国家によって定められた医療法と医師法がハード・ローに、専門職団体による自主規制や各種の行政ガイドラインなどがソフト・ローに分類されることになる。位田は、日本国内におけるこれまでの生命倫理の規制のあり方を議論したうえで、結論として、「法律に対する距離感が大きい社会においては、実効性をもつソフト・ローの有用性を十分に認識すべき」である、と述べている（位田 2005: 97）。また、アメリカにおける利益相反（conflict of interest）の規制について包括的な研究を行った三瀬も、アメリカの規制においてもソフト・ローの果たしている役割はきわめて大きく、実効性を担保する仕組みさえあれば、それがうまく機能する可能性があることを示唆している（三瀬 2007）。これらの議論は、元来は強制力を持った規範に関心を持つ法学者の間でも、近年必ずしも強制力を伴わない規範への注目が集まっていることを示している。

本書もまた、ここで「ソフト・ロー」と呼ばれる現象に注目しているが、その理由は、それが現実に機能しているから、というものではない。[24] むしろ本書の視点からは、「ソフト・ロー」のなかには、専門家集団が自発的に形成した規範が含まれる、という点が重要である。というのも、本書の記述全体が、最終的に、研究の倫理性を担保するのは研究者集団であり、新しい自己規制のあり方こそが検討されるべき課題である、という認識に支えられているからである（本書第五章）。このように言うと、まさにそれが崩壊したのが現代社会であり、だからこそ専門家集団を外側からコントロールしていくことが必要なのだ、生命倫理の領域などはその典型ではないか、という批判を受けるかもしれない。

しかし、本書では原則としてそうした立場を取らない。後に詳しく見るように、本書ももちろん、専門家システムを外部に対して開いていくこと自体は否定しないし、旧来のままの「専門職倫理」がそのままの形で機能するとも考えていない。また、自主的なルールに着目するからといって、強制力を持った規範が不要だと主張しているわけではない。そうではなくて、本書ではあくまでも自律的・集合的な規範の維持・管理がうまくいくような働きかけとは何か、という観点から医学研究規制の問題にアプローチしている、というだけである。本書では後にそのイメージを「開かれた自律」というコンセプトで示すことになるが、その妥当性については、本書の記述全体を通じて読者に判断して頂くことになるだろう。

5　本書の構成

最後に本書の構成を示しておく。本書は以下の六章からなる。

第一章では、日本の研究規制体制の課題を、アメリカと対比する形で浮かび上がらせ、そのうえで、研究倫理の議論においては、医学研究を日常診療と区別して定義することがいかに重要かを明らかにする。これにより、伝統的な医療倫理とは別の形で研究倫理を論じることの必然性が示される。

続く第二章から第四章では、時系列に沿って、アメリカの医学研究規制政策の展開とそこで生み出されてきた主要な概念を「研究と診療の区別」という論点に即して明示する。第二章では、アメリカの最初期の研究規制システムの動向に注目して、その歴史的な起源を明らかにするとともに、規制システムの背景にある医学研究そのものの質的変容を論じる。この過程を通じて、現代的な研究倫理の成立の背景に、研究と診療を分離させるような研究手法の導入が存在していることを示すのが第二章の狙いである。

続く第三章では、アメリカの研究規制政策の発展を詳細に辿りながら、医学研究の統計学化によってもたらされた研究と診療の断絶に対応する形で、新しい研究倫理が形成されていく過程を明らかにする。具体的には、全米委員会で提起された「意図モデル」と「承認モデル」という理論モデルを紹介した上で、その意義と限界を示す。第四章では、臨床現場のジレンマという観点から、一九八〇年代以降の研究と診療の区別をめぐる議論を検討する。具体的には、「治療との誤解」および「臨床的均衡」をめぐる一連の論争がその素材となる。以上の検討を経て、結論としては、今日では研究と診療を区別しつつも統合していく新たな枠組みが求められていることを示す。

第五章では、新たな枠組みの可能性として、研究と診療（さらには教育）を統合した、新たな専門職像を素描することを試みる。具体的には、一九七〇年代の人体実験論のなかで提起された「専門職複合体論」を再構成し、それが伝統的医療倫理と研究倫理を統合するような視座を提示しうることを示す。本書ではこの新たな枠組みを「開かれた自律」と呼ぶ。最後に、終章では全体の議論を整理し、本書の意義を明確化するとともに、今後の課題を提示する。

以上、研究と診療を区別しつつも結びつけるという本書の視座は、研究倫理において、もっとも基礎的でありながらこれまでに検討されてこなかった前提を問い直すものである。それでは、さっそく本論に入っていくことにしよう。

第一章　医療倫理から研究倫理へ——日米比較

本章では、現在の医療倫理において最重視されている二つの手続き、すなわちインフォームド・コンセント（以下、ＩＣ）と「倫理委員会」とをとりあげ、それらが機能する前提条件として、医学研究と日常診療との区別が必要であることを示す。以下では、まず日本におけるＩＣの議論においては、日常診療の文脈が強調される余り、臨床研究の倫理や規制に関する議論がそもそも「輸入」されてこなかったことを批判的に記述する（第1節）。そのうえで、いわばこうした医療倫理の「輸入元」であるアメリカにおいては、医学研究と日常診療という二つの文脈に応じて異なるＩＣ、および倫理委員会が存在していることを示す（第2節）。最後に、日常診療と医学研究という二つの文脈が意識されないままに形成された日本の研究規制システムの歴史と現状を批判的に振り返り、研究倫理の出発点が研究と診療の区別にあることを確認することとしたい。

1　研究と診療の混同

日本に「インフォームド・コンセント」と呼ばれる概念がアメリカ合衆国から輸入されて、すでに二〇年以上が経過した。その間、様々な紆余曲折を経ながらではあるが、ＩＣの概念と実践は、日本の医療のなかですでに一定の地位を占めるようになってきた（Leflar 1996＝2002）。しかしその一方、「輸入」の過程でこの言葉には独特の意味付与がなされ、必ずしもＩＣ本来の意味とは一致しない用法が普及している。あるいは、むしろ積極的にＩＣ概念に変更を加えることで、「日本に馴染む」形でのＩＣ概念を形成することが提唱されている（星野 1997）。確かに、社会的・文化的背景の違う日米の医療現場において、同じ理念を共有し、同じ手順を踏むことが必ずしも良い医療につながるとはかぎらない。人間関係のあり方や医療制度の違いを無視したアメリカ産ＩＣの称揚に違和感を表明する日本人医師の発言のなかには傾聴に値するものもある。[(1)] とはいえ、それ以前に考えなければならないのは、日米の文化的差異以前のごく基本的なところで、日本のＩＣ理解が極めて一面的なものであり、さらに実際にはＩＣの肝心な部分が「輸入」されていないという事実である。

まず指摘できるのは、基本的に患者側の「同意」ではなく、医師の「説明」に焦点を合わせたＩＣ理解の問題点である。医師が「ＩＣをやった方がいいか、やらないほうがいいか」といった表現は、結局のところＩＣは「ムンテラ」[(2)]の代替物であり、つまりは「お医者さんの説明」にしか過ぎないという現実を反映している[3]（水野 1990：183）。ここでは、患者の側の意思決定を尊重するという態度や、医療者と患者が共同で医療方針を決定していく「プロセスとしてのＩＣ」[4]といった概念は完全に抜け落ちている。

こうした現状に対して、哲学者の清水哲郎は「〈共同行為〉としてのＩＣ」とでも呼ぶべきモデルを提唱している（清水 1997：76-77）。それは医師が一方的に説明し、それに患者が同意するというモデルではなく、患者の治療という共通の目標に向かって、医療者と患者・家族がコミュニケーションを繰り返しながら合意に達するという〈共同行為〉を一つの理念として掲げる。このモデルにおいては、最終的に患者側の承諾に至る一連のプロセスこそ、ＩＣ概念の示唆するところとされる[5]。こうした清水の提案は、一方的な説明のみ、あるいは患者に自己決定を強要するといった、先に挙げた一面的なＩＣ理解を免れている。しかし、本書のテーマである臨床研究の場面に即してみれば、このＩＣモデルもまた「患者の治療」という現代医療の一つの側面にのみ照準したものであるという点では、やはり欠落がある。

確かに、目の前にいる一人の患者の最善を願う日常診療の場面では、このモデルは有効であろう。しかし、後に詳しく見るように、現代の医療現場においては、日常診療と並んで患者を対象とした「研究」がルーティン化されている。こうした医学研究においては、細かな手順を事前に規定した厳格な研究計画書《プロトコール》に沿って治療や投薬が行われるがゆえに、通常の診療場面のように、個々の患者の都合に合わせて治療計画を共同で組み立てることはできない。というのも、そもそも研究の目的は、被験者の協力のもと、医学の発展とその他大勢の患者のケアの改善が図られることにあり、個別の患者の最善の利益を追求する日常の医療実践とは質的に異なる課題を有するからである（Fried 1974＝1987）。

こうした特徴を持つ臨床研究に参加するさいには、被験者の自発的な同意が不可欠であるということは、一見当たり前のように思える。研究が基本的には個々の被験者の利益を追求するものではないからこそ、研究のＩＣは、個々の患者の利益を目指す診療のＩＣよりも重要なものとなる。ところが、日本のＩＣ議論の多くは診療のＩＣに偏っているうえ、この二つのＩＣを混同して論じる傾向があり、それゆえ研究のＩＣ固有の重要性が必ずしも明確に認識されてこなかった[6]。

それが典型的に表れるのが、ＩＣの歴史記述である。ＩＣを扱った日本の一般書の多くは、ナチスの医学実験を裁いたニュルンベルク綱領から世界医師会のヘルシンキ宣言に至り、その後アメリカ病院協会の「患者の権利章典に関する宣言」を経てＩＣが発展してきたと説明する。しかし、これはよく考えてみればわかるように、不思議な説明である。ニュルンベルク綱領とヘルシンキ宣言は臨床研究におけるＩＣを扱っている。一方「患者の権利章典」は、日常診療におけるＩＣを扱っている。後に見るように、この二つは厳密にいえば、歴史的にも概念的にも同一視することはできない。しかし、日本ではこの二つのＩＣは区別されることなく、都合の良い部分だけがつぎはぎにされ、結果として、臨床研究の倫理と日常診療の倫理が混同されて論じられてきた。

その結果、日本において、研究倫理は固有の課題として十分に顧みられることなく、近年まで、研究に際して患者＝被験者側の同意が不可欠であるということさえ共通の理解とはなってこなかった。事実、日本の法廷においては、二〇〇三年二月の「金沢大学附属病院無断臨床試験訴訟」[(7)]の判決で、はじめて治験[(8)]以外の臨床試験におけるＩＣの必要性が認められたばかりである。これは逆に言えば、それまで日本において、必ずしも臨床研究のＩＣ取得が義務として認識されてこなかったことを示している。では、なぜ治験以外の臨床研究では、ＩＣが不可欠なものだと考えられてこなかったのだろうか。その一つの答えは、日本においては、薬事法を除けば臨床試験に対する法的規制が存在せず、治験以外の臨床試験が場合によっては「治療」の名の下に行われてきたからに他ならない。

それゆえ、臨床研究の倫理をめぐる議論はまず、研究と診療を峻別する所から始まる。金沢の裁判の焦点も、この研究と治療の区別に関わるものだった。被告側は、研究計画書が存在し、患者は無作為に異なる治療法に振り分けられていたにもかかわらず、この研究の対象となった治療法は「保健適用の診療なので『臨床試験』ではない」と主張した（仲正ほか 2003: 14）。日本では、エホバの証人の輸血損害賠償事件に関して、十分に説明を受けたうえでの患者の治療拒否権を認める最高裁判決が、すでに二〇〇〇年に下されていたことを考え合わせると、むしろ診療のＩＣよりも研究のＩＣのほうがその重要性を認められていない、とさえいえよう。

しかしながら、日本のＩＣ概念の輸入元にあたるアメリカにおいては、ＩＣのみならず、その確からしさを手続き的に担保する「倫理委員会」でさえ、研究と診療という二つの文脈に対応して別々に発展してきた経緯がある。そこで次節では、研究と診療という二つの文脈に即してＩＣと倫理委員会の歴史を振り返ることにしよう。

2　アメリカの医学研究規制システム

医療と医学

はじめに、近代医療の持つ二つの側面について簡単に確認しておこう。医療経済学者の広井良典は、「サイエンスとしての医療」と「ケアとしての医療」という呼び方でこの区別を概念化している（広井 1994: 167–184）。彼によれば、「サイエンスとしての医療」とは、ヒトゲノム・プロジェクトに代表されるような大規模な科学研究としての医療であるのに対し、「ケアとしての医療」とはヘルスケア・サービスの分配の問題として捉えられる医療のことであるという。政策論においても、前者は科学技術政策の一環として、後者は社会保障政策の一環として区別して議論されている。日本語でいえば、「メディシン」の訳語としての「医学」と「医療」の使い分けがこれに当たるだろう。

この区別をミクロな人間関係に適用した場合、現代医療において二種類の異なる人間関係が存在していることに気付かされる。すなわち、医師–患者関係と研究者–被験者関係である。大まかにいえば、この二種類の人間関係が並存し、次第に研究者–被験者関係のほうが重視されるようになったのが、世界的に見た二〇世紀後半の医療の特徴であった。例えば、第二次大戦後の世界の医学研究を牽引してきたアメリカについて、医療社会学者のポール・スターは、次のような医師–患者関係の変容があったと述べている。

一九六〇年代までに、医療専門職は三つくらいの特徴的なセクターを発展させた。なによりも、ハウス・スタッフと常勤の教授陣を含む、医学校と病院に勤務する医師がいた。これは戦前よりもはるかに重要なグループになっていた。彼らと患者の関係の主要な特徴は、患者とあまり長いつきあいをしないことだった。トレーニング中で研究に従事している医師は、将来のビジネスのために、自分の患者の好意（good will）を必要としなかった。彼らの専門職としての報酬は、同僚の評価にかかっていた。研究職に就きたい人々は、「助成金経済（grants economy）」の決定者である他の研究所の専門職のほうを向いていた。これらすべての要因によって、専門職の自律が支えられ、これとまったく一致するわけではないものの、患者の力は弱くなり、医師にとっての「臨床上の素材（clinical material）」になっていった。（Starr 1982: 362，強調は引用者）

スターが指摘しているように、研究を中心とした医学校と大学病院の発展は、医師の専門職としてのインセンティブ構造に大きな変化を生みだすことになった。医師が将来、研修を積んでいる病院の周辺で開業したいと思うならば、目の前の患者のニーズに応えることは最優先の課題となる。しかし、医師が臨床家としてではなく、研究者として評価され、組織の中で昇進していくことを目標とするならば、重要なのは「同僚の評価」であって患者の評判ではない。それゆえ、こうした研究志向の医師にとって、必ずしも「医師は、患者の福利増進（well-being）だけを目的に行動する、という医の倫理」は「根本原則」となるとは限らない（Rothman 1991：89＝2000：126）。

それゆえ、その行為が「研究」なのか「診療」なのかによって、基本的には異なる目的を有する人間関係が存在することになり、これは同意や審査といった手続き的な側面にも大きな影響を及ぼすことになったのである。そこで以下では、研究と診療の区別に沿って、アメリカのＩＣと倫理委員会の歴史を振り返り、二つの医療倫理の事実的な区分を整理しておくことにしよう。

二つのインフォームド・コンセント

合衆国の代表的なＩＣ研究を紐解けば、「研究のＩＣ」と「診療のＩＣ」という二つのＩＣが、それぞれ独立した経緯を辿って発展してきたことは直ちに理解できる。ここでは、邦訳のある二つの代表的な研究書の該当箇所をみてみよう。

> 公式的なインフォームド・コンセントの要件は、おもに二つの文脈から出てきた。臨床医学（clinical medicine）を規定する基準と、人を対象とする研究（research involving human subjects）を規定する基準とである。（Faden & Beauchamp 1986：151＝1994：120，強調は引用者）

問題となっている事柄は明らかに同じであるにもかかわらず、非常に奇妙であるが、臨床研究の場におけるインフォームド・コンセントは治療のインフォームド・コンセントとは全く別に発展してきた。治療のインフォームド・コンセントは主に判例法によって生みだされ、後に制定法によって修正された。一方、臨床研究への同意は、専門職コードや制定法、行政規則などによって形成され、裁判所はあまり重要な役割を果たしていない。(Appelbaum et al. 1987 : 211＝1994 : 235, 強調は引用者)

ここで示されているのは、「臨床医学」ないしは「治療」のＩＣは、主に司法の場で議論されてきたのに対し、「人を対象とする研究」ないしは「臨床研究」のＩＣは、それとは別のルートで、専門職倫理や行政規則によって生み出されてきたという事実である。当然ながら、こうした歴史的経緯の相違は、ＩＣ概念の内容にも大きな影響を与えている。まずは、診療のＩＣを取り上げてみよう。(9)

診療のＩＣの中核的な理念を一言でいうならば、それは「法廷による患者の自己決定権の承認」である。二〇世紀初頭のシュレンドルフ判決（一九一四年）で、自己決定権に基づく同意の必要性が確認され、患者の自己決定権についての古典的定式化が行われた。(10)これを嚆矢として、司法の場では次第にＩＣ概念が成熟していく。特に重要なのは、ＩＣという表現がはじめて司法の場に持ち込まれたサルゴ判決（一九五七年）であり、それまでの単なる同意取得要件（「コンセント」）に加えて、医療者側の適切な情報提供の義務に関する規定（「インフォームド」）が明文化された。同意に先立つ専門家の情報開示義務を明示したサルゴ判決を受けて、その後の裁判では開示基準が大きな争点となる。

情報開示基準を専門家基準に置いたネイタンソン判決（一九六〇年）と、合理人[11]（reasonable man）基準に置いたカンタベリー判決（一九七二年）がその代表的な判例である。だが、いずれにしても争点は、患者が自律的な意思決定を行う権利を有するという「患者の選択権」にあった[12]。

これに対して、「研究のＩＣ」の特徴を一言でいうならば、「政府規制による被験者の保護」となる。医学研究が大規模化し、幅広く行われるようになるにつれて、被験者が自分の意志とは関係なくリスクのある実験に巻き込まれることのないように、十分な情報を得たうえでの同意が必要とされるようになった。ニュルンベルク綱領とヘルシンキ宣言を経て、アメリカで七〇年代に形成された研究規制システムについては後に詳述するが、差し当たりここで理解すべきは、二つのＩＣの歴史的・概念的な差異である。古い歴史を持つ「自己決定権」に基づく法廷のＩＣに対し、研究のＩＣは、二〇世紀後半の「ごく最近うまれた関心」に基づいたものである。そこでの出発点は自己決定権というよりは、研究にともなうリスクの軽減であり、いかにして研究の被験者を非倫理的な人体実験から保護するかに関心が寄せられた。これに対し、さきにみた医療過誤訴訟の場合は、最終的に訴訟にまでもつれこんだとはいえ、その原点は患者の治療である。フェイドンとビーチャムが、研究倫理の発展を歴史的に見れば、「研究が被験者にもたらすリスクをコントロールすることにあり、参加に関する自律的選択を可能にすることではなかった」と述べている理由はここにある（Faden & Beauchamp 1986: 152＝1994: 120）。

さらに、この二つのＩＣはその帰結もまたはっきりと区別される。例えば、診療のＩＣについての大統領委員会報告書をみてみよう。この報告書は、八〇年代に至ってもアメリカの医療現場では、いかにＩＣの徹底が困難であったかを明らかにしている。報告書によれば、「ＩＣを基礎付ける諸価値はアメリカ社会のあらゆる人々によって、広く共有されている」にもかかわらず、「多くの人々は、そのドクトリン自体をあいまいにしか理解してないうえ、おそらく誤解してさえいる」（ＰＣＥＭＲ 1982a: 17）。つまり、医療者も患者もＩＣが良いことだと認めているにもかかわらず、ＩＣについての理解は十分ではない。さらに、大統領委員会で行われた、ＩＣの理解と実践の現状に関するルイス・ハリス調査会社の全国的な量的調査[14]と、社会学者リッズと法学者ミーゼルの質的調査[15]からは、臨床現場においては、ＩＣ概念の理解のみならず、その実践に関してもまったく不十分なままであることが明らかになった（ＰＣＥＭＲ 1982b）。それゆえ、フェイドンとビーチャムは、診療のＩＣについては、「すべて変わったが、何も変わらなかった（everything changed and nothing changed）」という両義的な結論を下さざるをえなかった（Faden & Beauchamp 1986: 223＝1994: 177）。つまり、診療のＩＣは理念としては普及したけれども、その実質的な理解や実践はそれほど進まなかった、という結論である。しかしその一方で、フェイドンとビーチャムは、臨床研究のＩＣは、「日常の活動に革命的インパクトを与えた」と述べている（Faden & Beauchamp 1986: 223＝1994: 177）。というのも、七〇年代後半以降、アメリカでは研究のＩＣ取得は行政規則によって義務化され、その妥当性をめぐって事前に研究審査を受けるという規制システムが確立した結果、臨床研究のＩＣは研究の場に定着していったからである。フェイドンとビーチャムによれば、このような二つのＩＣの異なる帰結を生み出した原因は、以下の点にある。

> 決定的な相違は以下の点である。臨床医療で医師たちは、医療倫理に訴え、あるいは法的な自己防衛のために同意を求めることを強く勧告された。研究では、科学者達は多くのばあいＩＣを得ることを規制によって強制された。（Faden & Beauchamp 1986: 224-225＝1994: 178）

つまり、日常診療においては、医師はＩＣを取得することが「望ましい」とされたけれども、それは必ずしも「しなければならない」ことを意味しなかった。これに対して、臨床研究においては、研究者がＩＣを取得することは義務であり、そこには公的ルールが存在していた[16]。言い換えるならば、アメリカにおいては、診療のＩＣよりも研究のＩＣの方が厳密に定められたのである。

二つの倫理委員会

ＩＣに加えて、現代の医療倫理において重要な役割を担っているのが、いわゆる「倫理委員会」である。というのも、ＩＣに関する議論が、必然的にその「同意」の妥当性や実効性を問うという問題にまで拡大する以上、そこでは同時に「手続き的に、その〔ＩＣの〕内容を保証するための手段、いいかえれば倫理委員会論」が求められるからである（宇都木 1995: 300）。しかしながら、日本ではＩＣと同様、この「倫理委員会」にもまた、「診療の倫理委員会」と「研究の倫理委員会」とでも呼ぶべき、機能の異なる二つの形態が存在していることが十分に理解されてこなかった。このことは、後に第3節で見るように、日本の「倫理委員会」の機能不全の一因にもなっている。

「診療の倫理委員会」は、アメリカでは通常「施設内倫理委員会」(Institutional Ethics Committee, 以下IEC)、または「病院倫理委員会」(Hospital Ethics Committee, HEC) と呼ばれている[17]。IECは、病院の倫理的問題についての討論やガイドラインの策定に加えて、スタッフの教育や倫理コンサルテーション等の幅広い活動を行っており、その構成や規模は様々である (Fletcher 1991)。これに対し、「研究の倫理委員会」は、一般的には「施設内審査委員会」(Institutional Review Board, 以下IRB)、または「研究倫理委員会」(Research Ethics Committee, REC) と呼ばれている。IRBは、一九七四年の全米研究法[18] (National Research Act) によって各施設に設置を義務付けられた審査機構[19]を嚆矢とし、専ら研究被験者の保護をその目的としている。連邦規則により、委員会は五名以上で構成され、性別・人種や専門分野に著しい偏りがあってはならないと定められている。このように、二つの倫理委員会には、その名称や機能からしても大きな違いが存在しているが、以下ではまず「診療の倫理委員会」、すなわちIECを取り上げてみよう。

医療社会学者のボスクとフレーダーによれば、IECの制度化にあたっては、三つの重要な展開があった (Bosk & Frader 1998)。第一の展開は、一九六二年の『ライフ』の記事によって全米の話題となった、シアトルの「神の委員会」である (Alexander 1962)。この委員会は、聖職者や法律家からなる七人の委員によって構成され、新たに開発された人工腎臓の配分をめぐる意思決定を行った。

第二の展開は、一九七三年のダフとキャンベルの報告が喚起した重度障害新生児の治療停止に関する論争である（Duff & Campbell 1973）。この報告は新生児の治療停止の問題を広く世に問うとともに、そうした決定を医療者が一方的に行うことの問題点を指摘した。この時期になると、様々な方面から、医療倫理的問題に関して集団的討議を行うことの必要性が主張されはじめたという。

最後の展開が、一九七六年のカレン判決で提案された生命維持装置停止に関する委員会であり、「ほぼ間違いなく、倫理委員会を形成する上で唯一の最大のはずみとなった」とされている（Bosk & Frader 1998：97）。カレン裁判の判決においては、小児科医カレン・ティールの論文が引用され、医療上の倫理的判断に関して、医師個人に判断を委ねないシステムを構築することの必要性が提示された[20]。ティールはこの論文のなかで、これまで医師は「しばしばそれをするだけの用意もないのに、倫理的判断をするという責任をおかし」ており、今後は「入力と対話をもっと多くするための常設のフォーラムをもうけこれらの判断の責任の分割を許すこと」が必要であると主張した[21]。こうした勧告を受けて、ＩＥＣはカレン判決が出された後の八〇年代に、徐々に制度化され、こんにちではアメリカのほとんどの病院に設置されている[22]。

これに対して、「研究の倫理委員会」は、「診療の倫理委員会」の定着に先立ち一九六〇年代後半から七〇年代初頭にかけて政府主導のもとで急速に普及した機構である[23]。実際、一九六〇年代初頭の調査によれば、委員会による研究審査を実践していたのは、少数の研究機関にすぎず[24]、ピアレビューについてもほとんど知られていなかった。こうした状況を一変させたのが、国立衛生研究所（National

Institutes of Health，以下ＮＩＨ）の上部組織である公衆衛生局（Public Health Service，ＰＨＳ）が一九六六年に公表したガイドラインである。その経緯については後に詳述するが，このガイドラインによって，公衆衛生局の資金援助を得るためには「同僚委員会（committee of his institutional associates)」による研究計画の事前審査が必要不可欠となった[25]（Levine 1988：323)。その後，この「同僚委員会」に医療・医学の「部外者」が加わることによって，こんにちわれわれが知っているようなＩＲＢシステムが完成していくことになる。

このように，研究の倫理委員会（ＩＲＢ）と診療の倫理委員会（ＩＥＣ）は，それぞれ「別のルート」を辿って発展してきたが，その性格の違いの基礎には，先に見た「強制」と「勧告」という二つのＩＣと同じ違いが存在している。この点に関して，ボスクとフレーダーは，以下のように述べている。

> ＩＥＣが専門職の監視とコントロールの初期の形態から直線的に発展してきたと考えてしまうと，ＩＥＣとＩＲＢの重要な違いを見落としてしまう。さらに重要なことに，それはＩＲＢが主に連邦からの指令の産物であり，その構成員資格や機能，さらに若干はその手続きさえ規制されているという事実を考慮していない。ＩＥＣは後にわれわれが見るように，はるかに自由に発展し，代表者の要件もなく，明確に定められた作業もなく，所定の手続きもなく，発足するにあたっての公的な命令もない。（Bosk & Frader 1998：95）

ボスクとフレーダーが指摘するように、ＩＲＢは、行政規則によって構成員、機能、手続きを一定程度定められているのに対して、ＩＥＣにはそうした制限がない。それゆえ、ＩＥＣはＩＲＢとは違い、あくまでも各施設の自主的な組織として、幅広い臨床上の課題に臨機応変に対応していくことが期待されている。だとすれば、ＩＣの場合と同様、「倫理委員会」にも、その対象が「研究」なのか「診療」なのかによって、機能を異にする二つの形態が存在していることになる。

しかしながら先に見たように、日本ではこの両者の区分が十全に考慮されないままにＩＣや「倫理委員会」という制度が導入され、その結果、研究倫理が「固有の尊重」（唄 1989a: 140）を受けていない現状がある。そこで次節では日本における研究規制システムの生成過程を振り返り、こうした区分の曖昧さに起因する日本の被験者保護システムの課題を明らかにしていくことにしたい。

3　日本の医学研究規制システム

治験とＧＣＰ

先述したように、ＩＣに関していえば、日本では八〇年代の脳死論議のなかで「診療のＩＣ」がまず輸入され、長らくそれと文脈を異にする「研究のＩＣ」は必ずしも明確に認識されてはこなかった。例えば、一九八五年に厚生省健康政策局医事科がまとめた『生命と倫理について考える――生命と倫理に関する懇談報告』においては、ＩＣは専ら治療の場面のことを指している。続く、日本医師会生命倫理懇談会のまとめた『「説明と同意」についての報告』（一九八九年）も、そのほとんどが「診療のＩＣ」に関する記述であって、わずかに「医薬品の臨床試験の実施の基準」（Good Clinical Practice, 以下ＧＣＰ）に関連した「研究のＩＣ」が触れられているに過ぎない（仲正ほか 2003：21-22）。このように、日本のＩＣ受容は専ら、治療（臓器移植等の実験的なものを含む）の文脈に絞られ、臨床研究のＩＣは触れられるとしても、研究全体からいえばその一部である新薬開発に関する「治験」[26]に限定されてきた。それゆえ、日本の臨床研究の倫理を概観する際には、ＧＣＰがその中心となることになる。[27]

ＧＣＰの背景にあるのは、サリドマイド事件やスモン事件などの六〇年代から七〇年代にかけての薬害事件の多発である。これを受けて、一九七九年には薬事法が改正され、研究における被験者の同意がはじめて公に論じられるようになる。とはいえ、この段階では、単に製薬会社が医療機関に被験者の同意取得を依頼すべきである、とされただけであって、同意についての踏み込んだ記述は存在していなかった。こうした現状のなかで起こった一九八二年の製薬企業のデータ捏造事件は、日本の医薬品開発体制全体を見直すひとつのきっかけとなったとされている。その結果、一九八九年には旧ＧＣＰが公表され、翌年から施行されることになった。[28]

旧ＧＣＰにおいては、「治験審査委員会」の設置と「文書または口頭での同意」が必要とされ、ＩＣと倫理委員会という研究倫理にとって一応の標準的なシステムが治験の現場に組みこまれた。しかし、同意規定は口頭を許容する緩い規定であると共に、規制自体が法令ではない「薬務局長通知」であったため、実効性に大きな課題を残すこととなる。医事法学者のロバート・レフラーはこの旧GCPとアメリカの食品医薬品局（U. S. Food and Drug Administration, FDA）の規則を比較して、⑴口頭での同意を許容、⑵抗がん剤の治験における同意の免除、⑶罰則規定の有無という三点の違いを指摘している（Leflar 1996：79＝2002：77-78）。

旧GCPの抱える実効性の問題は、早くも一九九二年の総務庁行政監察で明らかになった。この監察では、治験審査委員会には「部外者」ではなく、医療専門家外の枠に同じ病院の事務方が入っていることや、口頭の同意の記録もほとんど存在しないことなどが判明した。さらにGCP施行後も、ソリブジン事件や薬害エイズ事件などの薬害事件が相次ぎ、その結果、一九九六年には薬事法が改正され、ついにGCPは単なる「通知」から省令へと格上げされることになる。同年には、日米EU医薬品規制調和国際会議（International Committee on Harmonization, ICH）のGCPガイドライン（一九九六年五月）が公表され、翌年日本もこの国際GCPに合わせる形で、新GCPを制定する。新GCPは、⑴ICの文書化、⑵治験統括医師制度の廃止、⑶企業側での治験実施計画書作成とモニタリングや監査、⑷治験審査委員会の役割の強化、⑸治験責任医師の設置、⑹治験の法律上の位置づけ強化など、これまでのGCPとは大きく異なる厳しい基準を治験に課すことになった（北澤 2001：33-35）。

治験以外の臨床研究と行政指針

表1　日本の医学研究規制に関する法と行政ガイドライン（2000-2006）

策定年月	法・指針の名称	策定省庁等
2000年 4 月	遺伝子解析研究に付随する倫理問題等に対応するための指針（いわゆる「ミレニアム指針」）	厚生省
2000年 6 月	ヒトゲノム研究に関する基本原則	科学技術会議
2000年12月	ヒトに関するクローン技術等の規制に関する法律	文部省
2001年 3 月	ヒトゲノム・遺伝子解析研究に関する倫理指針	文部科学省 厚生労働省 経済産業省
2001年 9 月	ヒト ES 細胞の樹立及び使用に関する指針	文部科学省 総合科学技術会議
2001年12月	特定胚の取扱いに関する指針	文部科学省 総合科学技術会議
2002年 3 月	遺伝子治療臨床研究に関する指針	文部科学省 厚生労働省
2002年 6 月	疫学研究に関する倫理指針	文部科学省 厚生労働省
2003年 7 月	臨床研究に関する倫理指針	厚生労働省
2006年 7 月	ヒト幹細胞を用いる臨床研究に関する指針	厚生労働省

以上見てきたように、日本の研究規制は、少なくとも新ＧＣＰの施行された一九九七年以降、「治験」に関しては一定の強制力を有する被験者保護システムを形成してきた。しかしその一方で、治験以外の日本の臨床研究の規制システムは混迷を極めている。疫学研究、遺伝子解析研究、遺伝子治療、再生医療についてはその都度ごとに個別の行政指針[29]が出された挙句、二〇〇三年にようやく全体をまとめる「臨床研究に関する倫理指針」が示された（表1）。しかし、専門家によれば、これら多数の指針間には倫理委員会の構成条件一つとってみても整合性がなく、後から作られた「臨床研究に関する倫理指針」も包括的な基本原則を提示で

きていない（勝島ほか 2002）。そのうえ、指針にはGCPと異なり法的強制力がなく、指針を遵守させるためのシステムもないため実効性に乏しいとの批判を受けている。事実、日本では先述した金沢大訴訟判決で初めて、治験以外の臨床研究におけるICの必要性が法廷で明確に認められたばかりである。この意味において、日本の臨床研究は治験を除けば極めて不安定な社会制度の下、そのほとんどすべての管理を医師＝研究者の良心に委ねる形で長らく運営されてきたのである。

事実、金沢の訴訟でも明らかにされたように、近年まで日本の臨床現場では研究と治療の区別が曖昧なまま、治療の選択肢の一つとして研究が進むことが稀ではなかった。治験コーディネーター(30)（Clinical Research Coordinator, CRC）もまだ質量共に不足しており、治験以外の臨床試験には手が回らないともいわれている。この点を考慮すれば、長年、日本の臨床試験の問題に取り組んできた弁護士の光石忠敬による以下のような指摘はリアリティがある。

> 医療現場では、研究と治療の境界は曖昧で、意識的ないしは無意識的に混同され、「臨床試験」を「治療」と呼んだり、研究計画書に「治療期間」、「治療経過記録」、「治療方針」と書くなど、「治療」という用語が飛び交う。患者のみならず、看護師などにも隠そうとするのか、「臨床試験」を調査と呼んだり、ケースカードを調査表と名付けることもある。（光石 2003：223）

光石の指摘が正しいとすれば、場合によっては、患者は気付かないうちに、臨床研究に組み込まれ、コメディカルもそれを知らずに通常のケアに当たっていることになる。さらにそれが無意識に行われているとすれば、なおさら臨床研究の問題は「隠れた倫理的問題」となり表面化してこない。実際、一部の研究者を除いて、日本においてはこの区別の是非すら議論の俎上に載っておらず、いわば研究倫理における「隠れたテーマ」となっている。

「倫理委員会」の困難

さらにこうした研究と診療の概念的混同は、ＩＣと共に研究規制システムの両輪をなす倫理委員会のあり方にも大きな影響を与えている。日本では「ＩＲＢ」といえば、治験審査委員会を指し、これは新ＧＣＰによって設置が義務付けられた法的基盤を有する審査機構である。その一方で、いわゆる「倫理委員会」は、通常ＩＲＢとは呼ばれていない。日本の「倫理委員会」は、一九八〇年代に大学から始まった自主的な組織であり、その意味ではアメリカの診療の倫理委員会であるＩＥＣと似ているが、実際の機能は異なっている。ＩＥＣは、基本的に治療方針に関する検討や相談を行うが、日本では通常は治験のみがＩＲＢに送られるため[31]、「倫理委員会」が他のあらゆる臨床研究の審査を行っている。すなわち、日本の「倫理委員会」はアメリカのＩＲＢとＩＥＣの両方の機能を担う一方で、その研究審査にはなんら法的な基盤は存在しないことになる。

こうした現状を受けて、日本の「倫理委員会」について、おおよそ次の三点の課題がこれまでに指摘されている。第一に、繰り返しになるが、治験以外の臨床研究を規制するシステムがなく、日本には公的な規制を受けるべき「研究」の倫理委員会が治験審査委員会以外に存在していない（宇都木1995；髙島ほか2002）。それゆえ、規制対象が、治験とそれ以外に二分されてしまっている。第二に、治験以外の研究審査を請け負ういわゆる「倫理委員会」の信頼性が低い。なによりも、日本の「倫理委員会」は公開性と透明性に欠け、社会的信頼を得ることに成功していない（弘ほか1994）。さらに、そもそも日本の学会・医療職能集団は自主管理能力が低く、ＩＥＣタイプの「倫理委員会」を支える専門家集団による規制の実効性が疑わしいとの指摘もある（米本1998）。第三に、こうして研究と治療という過度の業務負担を負った「倫理委員会」は機能不全に陥り、教育プログラムの不在は、その審査を行う担い手の不足に拍車をかけている（赤林2002）。

以上のような日本の「倫理委員会」が抱える課題の背景には、複合的な要因が存在し、必ずしも即効性のある解決策が提示されているわけではない。しかし、問題点の一つが、臨床研究が治験とそれ以外に分割されたうえで、治療との境界が曖昧なまま審査されていることに起因していることは疑いえない。その結果、本来は病院の治療方針についての議論や個別の事例検討が行われるべき場で、膨大な量の研究審査が進められるという状況が生まれているのである。

研究倫理の固有性

以上で検討してきたように、日本においては臨床研究と日常診療という二つの異なる文脈が存在していることが十分に意識されないままに、アメリカからＩＣや倫理委員会といった制度が輸入されていった結果、被験者保護システムがあちこちで綻びをみせている。この点に関連して、今からすでに一五年以上前に、医事法学の先駆者である唄孝一は次のような警句を発している。

そもそも〔日本においては、〕医学研究における倫理と臨床医療における倫理とが必ずしも明確に区別されていないのではないか。そうだとしたら、その要因は何なのだろうか。そのため研究倫理と臨床倫理とが漠然と一体化し、けっきょく双方とも固有の尊重を受けていないということはないだろうか。（唄 1989a：140）

唄はここで、研究と治療を共に「治療」として区別しない日本の医療界に対して、それが結果として、研究の倫理と治療の倫理の「共倒れ」を招くのではないかと示唆している。実際、唄は彼の信念に従って、全国の大学医学部のなかで最後に設置された北里大学の倫理委員会を、研究の倫理委員会と診療の倫理委員会に分けて設置している。[32] それは、先の引用にあるように、この区別を曖昧にしておくことは、専門職にとっても、治療関係に固有の倫理と研究関係に固有の倫理とを共に損なうことになるはずだ、と考えたからだろう。

実際、先に見たように少なくともアメリカのシステムは研究と診療というそれぞれの領域の「固有性」を尊重したものとなっている。とはいえ、アメリカにおいても当初から研究と診療の問題が明確に区別され、研究倫理固有の問題領域が検討されていたわけではない。

そこで次章では、アメリカにおいてはじめて公的に被験者同意取得義務が定められた一九六六年の食品医薬品局のガイドラインをとりあげ、研究と診療の境界領域に関する考察がどのような「磁場」から立ち現れてきたのかを検討することとしたい。

第二章　研究倫理の起源——六〇年代アメリカの政策形成

第一章では、研究と診療という二つの系譜から、アメリカにおけるインフォームド・コンセント（IC）と倫理委員会を整理した上で、日本における「研究倫理の不在」とでも言うべき状況を批判的に考察してきた。とはいえ、アメリカにおいても当初からこの二つの領域が明確に区別されていたわけではない。

そこで本章では、アメリカにおいて被験者からの同意取得義務がはじめて公的に明記された連邦食品医薬品局（U. S. Food and Drug Administration, 以下FDA）[1]の一九六六年ガイドラインの形成過程を詳細に検討することを通じて、診療の倫理とは異なる研究の倫理が問題化された背景を原理的に考察することにしたい。この過程で本章が特に注目しているのは、ランダム化比較試験（randomized controlled trial, 以下RCT）の導入に伴う医学研究の変容と、それに伴う研究リスクの新たな分配構造の形成である。あらかじめ結論を言うならば、研究倫理固有の問題が生じてくる背景には、研究と診療を原理的に切りはなすような研究方法の誕生があった、というのが本章の基本的な主張である。これに対し、従来の研究では、第二次世界大戦を背景とした戦時下の大規模な医学研究が、研究倫理の誕生を促したと論じられてきた（第三章を参照）。本章では、こうした通説に対して、実はそれ以前に医学研究への統計学の導入という研究手法そのものの質的変容が生じており、それが現代的な研究倫理の誕生を要請していたことを明らかにしている。この意味で、本章は通説とは異なるところに「研究倫理の起源」を見出している。

以下では、次のような手順で議論を進めることにする。まず、アメリカの臨床研究規制政策の全体像を素描し、そのなかに初期のＦＤＡ政策を位置づける（第1節）。次に、この期間のＦＤＡの変化をも視野に入れつつ、そこで展開された被験者保護の取組みを、主にウィリアム・カランの先行研究に依拠して詳細に記述する（第2節）。最後に、カランが論じていない研究手法のパラダイム転換と被験者保護という観点から、被験者からのＩＣ取得の意味を論じ、研究と診療の境界問題の根底にある医学研究の変容を明らかにしたい（第3節）。

1　アメリカの研究規制政策

コモン・ルール体制

医事法学者の丸山英二によれば、現在のアメリカの臨床研究に関する規制には、連邦レベルでは、「連邦の各省庁が実施ないし補助する研究に対して適用される規制」と「試験薬等の臨床試験の実施に適用される」FDAの規制という「二種類のもの」があるという（丸山 1998: 51）。このうち、前者の規制は、補助金の非公布や打切りという消極的な制裁を通じて機能し、後者の規制は、州通商規制権限を根拠とする積極的な介入によって機能している。さらに、前者の規制のなかでも、保健教育福祉省(2)（Department of Health, Education, and Welfare, DHEW）が一九七四年に定めた連邦行政命令集第四五編第四六部（Title 45 of the Code of Federal Regulations, Part 46, 以下DHEW規則）は、数度の修正をへて、こんにちではすべての関係省庁が採択する「コモン・ルール」となっている(3)。丸山は、こうした動向の中で、後者の規制を行っているFDAも、一九七八年ころからその規則を可能な限りDHEW規則と合致させる努力を続けており、一九八一年からそれはほぼ実現されていると指摘している（丸山 1998: 52）。

さて、以上みてきたように、現在の「コモン・ルール」体制のルーツは、直接的にはDHEW規則が成立した一九七四年にある。第三章で見るように、実際同年には、後のアメリカの研究規制体制を確立することになる「全米委員会」の設置を定めた全米研究法（National Research Act）が制定され、アメリカの被験者保護制度形成史において、一つの画期をなしている。それゆえ、この過程を題材とする多くの先行研究は、従来、この一九七四年にいたる経緯を説明することに重点を置いてきた（Rothman 1991＝2000；香川 2000）。

とはいえ、研究規制に関わる連邦政策の形成という観点からすれば、実際には一九七四年以前にもいくつかの重要な政策転換が行われている。その出発点が、本章で取り上げる一九六二年以降の薬事行政の改革であり、その対象は医薬品の臨床試験という狭い範囲の改革であるにもかかわらず、「まず保健教育福祉省で、続いて残りの政府機関において、研究被験者保護に関する考察を進展させる上で重要な役割を果した」とされている（ＡＣＨＲＥ 1996：98-99）。そこで次に、一九六二年の修正薬事法から一九七四年のＤＨＥＷ規則の成立に至る経緯を概括し、本章で取り上げるＦＤＡ政策の位置を確認しておこう。

薬事行政改革の意義

宮野晴雄は、一九六二年の修正薬事法の成立から、一九七四年のＤＨＥＷ規則の制定に至る過程において、三つの大きな「ヤマ」があったことを指摘している[4]（宮野 1974, 1975a）。その第一のヤマは一九六六年であり、この年には医薬品の臨床試験を管理するＦＤＡと、全米の医学研究の支援を行っている国立衛生研究所（National Institute of Health, 以下ＮＩＨ）とがほぼ同時期に新しい指針を打ち出している。

この最初の「ヤマ」において、ＮＩＨは、その上部機関の公衆衛生局（Public Health Service, ＰＨＳ）を通じて、一九六六年二月一日に通達一二九号「被験者としての個人の保護」を公表し、こんにちの施設内審査委員会（Institutional Review Board, ＩＲＢ）の原型となる研究審査システムの制度化を進めた。前章でも述べたように、この通達では、被験者の保護や研究のリスク・ベネフィット評価を行う「同僚委員会」の必要性が提示され、NIHの資金援助を得るためにはこの委員会による研究計画の事前審査が必要不可欠となった（Levine 1988: 323）。他方で、後に詳細に検討するように、FDAは「人に対する研究新薬の使用に関する政策声明」（一九六六年八月）において、被験者からのIC取得について踏み込んだ指摘を行い、同意に基づかない非治療的研究の禁止を定めた。

続く第二の「ヤマ」は一九六九年である。この年にNIHは、一九六六年の時点では、医師や科学者といった純粋な「同僚」に限っていた事前審査委員会に、「医学の専門家以外のアウトサイダー」を、メンバーとして加えるようにする新方針を示した」（宮野 1975a: 94）。これによって、先の「同僚委員会」はこんにち見られるような第三者審査機関としての性格を強めることとなる。さらに、一九七一年には最後の「ヤマ」が訪れ、これまで専ら被験者の同意の問題に焦点を合わせて規制を進めてきたFDAが、新薬の臨床試験に関しても、「アウトサイダー」の参加する事前審査を義務付けた。ここにおいて、それまで別々に規制政策を進めてきたFDAとNIHは「統一方針」を形成することになる。以上の三つの段階を経て、一九七四年のDHEW規則と全米研究法の制定に至るのである。

先にも述べたように、こうした一連の過程のなかでも、本章がとりあげるのは、一九六六年にいたる第一の「ヤマ」である。本章では、専らNIHではなくFDAの規制に焦点を合わせることになるが、以下ではごく簡単にその理由を二点述べておく。

第一に、初期の段階において、規制政策をリードしたのはNIHではなく、FDAであった。これは、ＦＤＡがそもそも被験者保護を目的とする「研究規制」の機関であるのに対し、ＮＩＨは「研究支援」を目的とする医学者・科学者集団であるということに由来している[5]。それゆえ、先にも述べたように、医薬品の臨床試験という限られた分野ではあるものの、ＦＤＡがＩＣの問題に正面から取り組み、強く被験者保護の政策を打ち出したことは、その後の保健教育福祉省の規制にも大きな影響を与えることになった。

第二に、ＮＩＨとは異なり、この時期にＦＤＡは組織そのものが大きく変容し、それが後の研究規制政策に大きな影響を与えた。ＮＩＨは当初から医学・科学の専門家集団であり、形式的には行政機関であっても、実質的には科学者コミュニティの代表でもあった。これに対し、後にみるように一九六〇年代以前のＦＤＡの科学的水準は低く、製薬会社や議員との癒着によって、その規制政策は十分に機能していなかった。ところが、一九六二年の修正薬事法によって、ＦＤＡは規制のための科学を自ら推進する役割を担うこととなり、そのなかに多数の医学・薬学の専門家を吸収していくことになる。その背景にはこうした規制を要請するような医学研究の方法論の転換があり、ＦＤＡはそれに対応しつつ、その転換を推し進めるという独特な役割を担うことになる。

本章では、以上のような理由からＦＤＡに注目し、それによって被験者の同意という問題がなぜ語られるようになったのか、その背景を明らかにすることを試みる。そこで次節以降、初期ＦＤＡ政策に焦点を合わせて、アメリカの被験者保護政策、とくにＩＣの論理がどのような展開を遂げたのかを詳細に見ていくことにしよう。

2　食品医薬品局の政策形成

先にも述べたように、本節では、カランの詳細な研究に主に依拠して、一九六二年の修正薬事法制定から一九六六年の政策声明に至る過程を中心に、人体実験に関する初期のFDA政策を検討する。そこで、まずそれに先立って、それ以前のアメリカの研究規制に関する法的・社会的状況を確認しておくことにしよう。

一九六二年以前

カランによれば、そもそも一九六〇年以前には、医学研究を規制することを謳った連邦法も州法も存在せず、研究組織や研究者個人に対する法的責任や犯罪行為に関わる訴訟の記録も存在していない。そこでは少数の学者のあいだで、英米の医療過誤を含む少数の判例から仮説が導出されていたのみであり、「もし患者に害を与えないのならば、研究者は訴訟になった場合を覚悟して、『実験』してもよい、という一般的な結論が導かれていた」という（Curran 1970: 403）。それゆえ、当時の感覚からすれば、「実験」は医師と患者の信頼関係を破壊するものであり、基本的には避けるべきものであった。

しかし一九五〇年代以降、臨床医学の治療法にさまざまな革新が起こるとともに、人を対象とした実験研究の必要性が高まり、研究者集団も裁判所の判断を手助けするような基準作りを開始するようになる。その一つが、ニュルンベルク綱領（一九四七年）や、こんにち「ヘルシンキ宣言」(6)として知られている世界医師会の倫理綱領であり、この時期以降、一般的な人体実験のガイドラインの検討や策定が試みられるようになった(7)。

こうした医師や研究者によるガイドライン作りと並行して、六〇年代初頭には、医学校のような主導的な研究施設における研究倫理の現状を明らかにする調査が初めて行われている。一九六一年にノースキャロライナ大学のルイス・G・ウェルトが行った調査と、翌年にボストン大学法律・医療研究所（Law-Medicine Research Institute）が行った調査がそれである（Curran 1970：406-409）(8)。ウェルトの質問紙調査では、回答のあった六六の医学校のうち、人体実験に関するガイドラインを有するのは八施設、研究審査委員会を設置しているのは二四施設に過ぎなかった。他方、ＮＩＨが資金提供したボストン大学の調査もほぼ同様の結果であり、回答のあった五二の医学校のうち、ガイドラインを有するのは九施設で、準備中が五施設、審査委員会を設置していたのは二二施設であった（Curran 1970：406-408）。

カランは以上の状況を総括して、「医学研究コミュニティにおいては、一九六二年以前は、研究行為に関するガイドラインや綱領や一連の手続きを形成することに対する懐疑が一般的だったことは明らかである」と指摘している（Curran 1970：408-409）。当時の議論においては、研究規制は医学研究者個人が行うものであり、ＦＤＡやＮＩＨといった政府機関が直接研究の品質管理を行うことはほとんど想定されていなかった。しかし、以下に見るように、サリドマイド事件によって、一九六二年の修正薬事法が成立し、しかも成立過程で同意条項が付加されたことによって、こうした状況は一変することになる。

転機としてのサリドマイド事件

「キーフォーバー＝ハリス修正法」として、日本でもよく知られている一九六二年の修正薬事法（Drug Amendments Act of 1962）は、アメリカの医薬品行政の性格を根底から変え、はじめて法律によって被験者のＩＣを規定した。これによって修正薬事法は、後の研究規制政策全般に大きな影響を与えることになるのだが、興味深いのは、必ずしもそうした成果は当初から意図されていたものではなかった、という点である。

実際、法案成立の立役者であるテネシー州選出のエステス・キーフォーバー上院議員が当初ターゲットにしていたのは、臨床試験の基盤整備ではなく、高すぎる薬価の引き下げであった。というのも、一九五〇年代に、処方薬が製品としての成熟期に入り、多くの薬が天然材料からの抽出物ではなく合成で作られるようになった結果、製薬企業は大幅な利益を上乗せして新薬を販売するようになっていたからである。こうした事態を受けて、一九五八年には、連邦取引委員会が大手製薬企業の利益率が他の製造業をはるかに上回っていることを明らかにするとともに、マスメディアも薬の過大広告の問題を報道し始めた（Shilverman & Lee 1974: 111＝1978: 95）。

キーフォーバーは、すでに一九五七年末に、この問題を調査することをスタッフから提案されていたこともあり、一九五九年一二月から一九六〇年一〇月にかけて自らの反トラスト・独占小委員会において公聴会を開催した。第一回の公聴会では、シェーリング社の社長が証人席に立ち、その結果、同社のプレドニゾンという薬が、原価の一一一八パーセントにあたる価格で患者に売られていることが明らかになった（Shilverman & Lee 1974: 112＝1978: 96）。キーフォーバーの公聴会では、製薬会社の法外な利益や薬の誇大な広告の問題が次々と明らかになっていったが、こうした彼の試みは、製薬企業や医学界はもとより、それらと癒着している議会やFDAからも支持を受けることはなく、むしろ激しい攻撃にさらされることになった。それゆえ、彼が一九六一年四月に法律改正案を提出したさいにも、その法案は「国会に提案中の、通過しそうにもない」提案の一つに過ぎなかった（Shilverman & Lee 1974: 96＝1978: 82）。

こうした状況を一変させたのが、翌年に起きたサリドマイドをめぐるスキャンダルである。一九六二年の七月一五日付けのワシントン・ポストの一面には「FDAのヒロイン、有害薬品の市場参入を阻止」と題する記事が掲載された。この記事は、FDAのフランシス・ケルシーの個人的奮闘によって、アメリカがサリドマイドから守られていたことを報じ、彼女を一躍国民的英雄にした。薬理学の専門家としてFDAに赴任したばかりのケルシーは、サリドマイドに関するメレル社の新薬申請データに当初から不信感を抱き、申請を認めさせようとする圧力にも屈せずに承認を引き伸ばしていた。その結果、アメリカではすでに一九六〇年九月八日に承認申請されていたにもかかわらず、サリドマイドは市場に出ることを瀬戸際で食い止められていたのである。その間に、ヨーロッパでサリドマイドによって胎児奇形が生じるという報告が出され、メレル社はアメリカでの承認申請を取り下げざるをえなくなった。

サリドマイドの問題がとりあげられたヒューバート・ハンフリー上院議員の小委員会では、ケルシーや当時のFDAのラリック長官が証言を行った。一連の証言からは、FDAが現在、臨床試験のコントロールをほとんど行っておらず、その現状もまったく把握していないことが明らかになった。それゆえ、ケルシーは行政官としてサリドマイドを市場に出すことは阻止できたが、「試験薬」として処方されたサリドマイドについては食い止めることができなかったのである。

というのも、修正薬事法以前には、FDAは製造者に試験利用免除（investigational-use exemption）を得るよう求めていただけであり、それさえあれば「注意——新薬——連邦法によって試験的利用に限定」と但し書きをつけて試験薬を自由に配布してよかったからである（Curran 1970: 410）。試験薬によるサリドマイド被害はこの間隙をぬって起きた。メレル社は一九六〇年からすでに、有力な医師を対象に、「臨床研究を装った」キャンペーンを開始しており、そこで配られた試験薬が医師を通じて患者に投与されていたのである（Jonsen 1998: 141＝2009: 180）。メレル社が承認申請を取り下げた一九六二年三月八日以降に試験薬を回収しようとした当初、FDAはサリドマイド試験に関係している医師は五〇人弱だと想定していた。ところが、実際には八月七日の時点で、こうした医師は一〇〇〇人以上もいることが判明し、八月二一日には、三七六〇人の妊娠可能性のある年齢の女性を含む一万九八二二人にサリドマイドが投与されていたことが明らかになった（Curran 1970: 411）。こうした事態を引き起こした以上、ＦＤＡがこれから新薬の臨床試験をも規制対象としなければならないことは明白だった。

修正薬事法の成立

こうして誕生した修正薬事法の意義として一般的に指摘されるのは、第一に、製造者に対して「有効性に関する実質的な根拠（substantial evidence of efficacy）」の提出を義務づけたことと、第二に被験者からの同意取得を要請したことである（Jonsen 1998：141＝2009：181）。

前者の規定は、主に試験の「科学性」にかかわるものであり、一連の研究計画や手続きの改正のなかでも、もっとも重要な変化であった。カランは、製造者に有効性証明を求めるこの規定は、「製薬企業の公的規制に関する哲学の根本的変化」を示すものであり、これによって「ＦＤＡは、安全を守る警察官（policeman）から、科学的成果の価値や質や成功の裁定者（arbiter）へと変容した」と指摘している（Curran 1970：412）。実際、一九六二年法以前には、医薬品の製造業者は臨床試験において「安全性」を証明すれば十分であり、必ずしも「有効性」を示す必要はなかった。それゆえ、ＦＤＡは安全であれば、有効かどうかには気を使う必要はなく、「製薬会社は水でさえも薬として合法的に販売することが可能だったのである」（Brynner & Stephens 2001：41＝2001：73）。

一九六二年法はこうした状況に対してＦＤＡが適切な介入を行い、実効性のある規則を制定することを求めており、以後臨床試験の科学性を担保するための「科学的組織としてのＦＤＡの強化」が進められていくことになる（Curran 1970: 412）。新法は、具体的には以下の三つの条件に関して、FDAが新たな規制を公布するよう要請していた。第一に、あらゆる臨床試験に先立って、FDAに動物実験のデータを含む前臨床試験の報告書を提出すること。第二に、薬を投与される患者は、研究者の個人的な監督、ないしはその患者に責任のある研究者の監督のもとにあり、患者に投与される薬は、他の誰かに分配されないということを研究者が署名で承認すること。第三に、FDAが研究者を評価できるように適切な記録を作成・維持すること。以上の三点である（Curran 1970: 413）。こうした法の要請に応えて、FDAは八月一〇日に新たな規制案を公表し、そのための具体的なアクションに入った。[9] この規制案は、修正のうえ、最終的には一九六三年一月八日の連邦政府官報に掲載され、二月七日より実施されることになる。

こうして包括的な研究新薬規制（IND規制）が定められ、FDAは直接的な臨床試験のコントロールを開始した。薬の臨床試験は、通常三つの「相」からなっているが、[10] 新しい規制のもとでは、それぞれの相ごとに定められた手続きに従って、申請者は研究者や研究デザインに関する詳細な情報をFDAに提供しなければならなかった（Curran 1970: 415）。他方、主に「倫理性」に関わる被験者の同意規定は、実は議会で法案が審議されるまでは法案に盛り込まれていなかった。それがサリドマイドの公聴会で、多くの被験者が自分に新しい薬が投与されていることや、研究の一部としてそれが行われていることを全く知らなかったことが明るみに出たことで、同意条項が後から付加されたのである。こうして、「米国の歴史ではじめて、研究者が被験者に薬剤の持つ実験的性質を告げ、研究を開始するまえに、彼らの同意を得ることを求める」規定が誕生した（Faden & Beauchamp 1986：203＝1994：157）。

この同意条項を提案したのは、ニューヨーク選出のジェイコブ・ジェイヴィッツ上院議員であり、彼は議会で「いかなる臨床試験においても、……被験者が、自分の服用する薬がいまだ人体にたいする安全性が証明されていない（試験用の）薬であると知らされずに薬を投与されることがないよう」保健福祉教育省長官は規則を定めるべき、という一文を盛り込むことを主張した（Rothman 1991：64＝2000：94）。しかしながら、この同意条項は激しい議論をよび、修正を余儀なくされる。ジェイヴィッツに反対した議員たちは、彼の提案をいわゆる「告知」一般の問題と捉え、こうした条項によって、終末期患者への病名告知が義務化されるのではないかと懸念したのである。例えば、ある議員は「かならず前もって情報を与えなくてはならない、ということが厳しく義務づけられれば、医師たちが緊急の状態で、患者を救うことができなくなってしまう」と苦言を呈し、別の議員は「意識障害でどうやって試験薬の投与を理解することができるのか」と問いかけたという（Rothman 1991：65-66＝2000：95）。

最終的に同意条項は、上院の案よりは強く、下院の案に近い形で、両院協議会によって提示されることになる。法案では、被験者同意を義務化して、ＦＤＡにその適用に関する裁量権を与えないようにしたうえで、二つの例外を規定し、それは個々の研究者がそれぞれの専門職上の判断で適用できるとされた（Curran 1970：414）。これは、ＦＤＡが規制によって例外を規定する力を持たないようにしたものであるが、この後FDAはこの二つの例外規定をめぐってその意味を確定する作業に取り組んでいくことになる。

同意取得の例外条件

一九六二年法のなかでは、同意取得の免除される状況として、「研究者が同意を得ることは不可能だと考える場合、または専門職上の判断においてそうした人の最善の利益に反すると考える場合(where they deem it not feasible or, in their professional judgment, contrary to the best interests of such human beings)」が定められていた。議会での議論においては、主に昏睡状態の患者や終末期の患者に対する試験薬の投与が想定されていたが、この文言自体は曖昧な表現であり、多様な解釈を許していた。それゆえ、その詳細な定義はFDAの規則によって示されるはずだった。

しかし、六三年のFDA規制は同意条項に関しては、ほぼ修正薬事法の文言を繰り返すだけであり、その具体的な解釈は示されなかった。カランはその理由として次の三点を挙げている(Curran 1970: 417)。第一に、六三年の新しい規制は、六二年八月に提案された規制とほぼ同じであり、それは議会が同意条項を付加する以前に立案されていたこと。第二に、議会が修正を加えたのが遅かったために、FDAを助けるような立法のための公聴会の資料がなく、その意味については議会での数度の討論しか参照できなかったこと。第三に、法によれば研究者の同意取得に関してFDAが直接の責任を負うのではなく、医薬品のスポンサーにだけ報告すればよいとなっていたこと。こうした事情もあり、F

ＤＡの具体的な同意条項規定は一九六六年の「政策声明」まで公表されることはなかった。

とはいえその一方で、一九六三年にはＦＤＡの公式見解ではないものの、当時ＦＤＡが新しく設立した試験薬部門主任に就任したばかりのケルシーが、同意条項に関して一定の権威ある解釈を提示していた（Kelsey 1963）。ケルシーは論文において、研究の妨げになるという理由によって同意が免除されることはないと明言し、同意要請を緩く解釈しようとする研究者を牽制した。具体的には、ケルシーは議会の議論を参照しながら、⑴意識がない場合、⑵被験者が子どもであり、緊急事態で両親に連絡できない場合、⑶肉親のいない精神障害の場合、⑷患者が不治の病で苦しんでおり、医師が病気の情報を伝えることが患者の福利を損なうと判断した場合、という四つの例外ケースを挙げている（Curran 1970: 418）。

ケルシーは以上の例外的状況以外では、すべての被験者に同意条項が適用されることを強調するとともに、議会でも議論となっていた（二重）盲検法[11]の扱いについても、法は盲検法自体を否定していないと主張した。以上のようなケルシーの見解は同意要件を軽く受け取りたい研究者を牽制しつつも、過度に厳しいものではなかったとカランは評価している（Curran 1970: 418）。しかしその一方で、当時のＦＤＡ長官ラリックは頑なに同意条項を明確化することを拒絶し続けていたため、ケルシーの見解はあくまでもインフォーマルなものに留まっていた。

一九六六年の政策声明

一九六五年末、ラリック長官と多くの古参スタッフが退職すると、ＦＤＡはさらなる改革に乗り出すことになる。この改革を指揮したのが、一九六六年一月一七日にＦＤＡ初の医師の長官となったジェイムズ・リー・ゴダードである。ゴダードは着任早々臨床試験の実施と新薬の承認申請の手続きに関する大規模な改革に着手した。

ゴダードの改革の要点を簡単に述べるならば、新薬の承認申請（ＮＤＡ規制）に関しては、ＦＤＡの本格的な科学化を進めたことであり、臨床試験の手続きに関しては、ＦＤＡ規則として患者の同意条項を定めたことである。前者に関していえば、こんにちの姿からは想像できないが、当時のＦＤＡの科学的水準は低く、薬学の専門家すらほとんど在籍せず、製薬会社との癒着が横行していた（Mintz 1967＝1968）。ゴダードはこうした状況を打破すべく、公衆衛生局と協力して七〇人の医師と薬剤師を動員し、ラリックの時代に蓄積されていた未処理の試験薬申請の処理にあたらせる一方で、国立科学アカデミー／国立研究審議会（National Academy of Science-National Research Council）の協力を求めた。こうした努力が実り、「ＦＤＡは実質的に、科学者コミュニティの正式なメンバーへと移行」していった（Curran 1970：420）。裏返せば、ゴダードがＦＤＡ改革に乗り出すまでは、ＦＤＡは科学者コミュニティによって認められる水準の専門性を有していなかったということになる。

他方、試験薬の取り扱い（ＩＮＤ規制）に関しても、ラリックが最後まで渋っていた同意条項の明確化が行われ、一九六六年八月三〇日の政府官報（31 FR 11415）に「人に対する研究新薬の使用に関する政策声明（The Statement Policy Concerning Consent for Use of Investigational New Drugs on Humans)」と題された規則が公示された[12]。ここにおいて、一九六二年修正薬事法制定以来、長らく議論を呼んできた同意条項は、ようやく実質的な内容を与えられることになったのである。この規則について、カランはその特質を以下の七点に整理している（Curran 1970：421）。

(1) 規制は、医薬品の臨床試験における患者の同意に関する包括的ルールを提供しようとする明らかに実質的な試みである。

(2) 実際、一九六二年法の患者の同意規定における重要な表現すべてを定義していると主張している。

(3) 規制のためのガイドラインとして、世界医師会のヘルシンキ宣言とニュルンベルク綱領を利用している。

(4) 規制は治療的研究と非治療的研究を区別し、非治療的研究においては同意要件の例外を認めていない。

(5) 被験者がプラセボを投与されうる、さもなければ対照群として利用されうると知らされているかぎり、対照群の利用や「盲検」ないしは「二重盲検」の研究は許容される。[13]

(6) 規制は「同意」や「ＩＣ」という用語を、ヘルシンキ宣言とニュルンベルク綱領を組み合わせて利用することで、法令上の請求として採用し、同じ用語を含む近年のコモン・ローの医療過誤裁判からは基準を採用しなかった。

(7) 規制は「不可能（not feasible）」や「そうした人間の最善の利益に反する（contrary to the best interests of such human beings）」といった法令上の例外に関するキーワードやフレーズを定義し、そのさいに同意条項の修正支持者による議会の議論で示されたものと類似した説明を行った。

ここで挙げられた項目のいくつかは後に振り返ることになるが、特に注目すべきは、(7)にあるように、これまで曖昧にされていた同意取得の例外条件がここで初めて明示され、そのうえで明確な同意の定義が定められたことである。特に患者に益を与えない「非治療的研究」においては、例外は一切認められなかった。これに対し、例外が認められる「治療的研究」に関する規定はf節とg節で示され、概ね先に見たケルシーの見解を踏襲したものとなっている。すなわち、「同意取得が不可能な場合」とは、研究者が患者（ないしはその代理人）と意思疎通ができない場合に限定され、「同意取得が患者の最善の利益に反する場合」とは、末告知の終末期患者のような場合に限定された[14]。

「政策声明」では、以上のような除外規制の明確化を行った上で、最終的にh節で、以下のように「同意」という概念を定義している（Curran 1970：423）。

(h)「同意」ないしは「ＩＣ」とは、参加する人間が同意を与える法的能力があり、自由に選択を行使できる状況にある場合に、試験薬を投与されるか、場合によっては対照群とされることに関して、あらゆる必要な情報に関する十分な説明を提供されたうえで、上記の試験薬を自らの意思で投与されることに関して、自ら理解した上で決定しうることをいう。後者の規定は、そうした人間の承諾を得るに先立って、研究者は彼に対して上記の試験薬投与の特質や期間や目的を知らせなければならない、ということを要請している。すなわち、それが投与される手法や手段、(試験薬が)効用がある場合でも、対照群とされる可能性があるという事実を含む、当然想定しうる範囲のあらゆる不便や危険、あるとすれば、代替的な治療法の存在、さらには試験薬の投与がもたらしうる健康や人格への影響が知らされなければならない。上記の患者の同意は、研究者によって書面で得られるべきである。

この定義は、カランの指摘によれば、その文言の大部分をニュルンベルク綱領からそのまま引き継ぎ、ヘルシンキ宣言との共通点(書面同意)も残しつつも、いくつかの独自の規定を設けている(Curran 1970: 423)。それはケルシー も言及していた盲検法への配慮(「対照群とされる可能性」)と、試験薬以外の治療法の提示(「あるとすれば、代替的な治療法の存在」)という文言である。(15)

当時としては、この同意条項は明らかに革新的なものであり、これによって研究者＝医師の恣意的な解釈は相当程度制限されるはずであった。また、その文面がニュルンベルク綱領やヘルシンキ宣言と重なっている点が多いとはいえ、それが単なるガイドラインではなく、拘束力をもった規則として政府機関によって制定されたのも画期的なことであった。実際、この条項はその革新性ゆえに、医師や研究者からの激しい反発を招き、翌年には修正を余儀なくされている（Curran 1970：425-430）。特に、重要な妥協としては、第Ⅲ相試験での同意が、口頭でも許容されるようになった点と、研究者が患者の「福利と理解能力を考慮して」同意を取得するという文言が入った点が大きい。とはいえ、この規定がアメリカの医学研究規制政策におけるＩＣに関する最初の包括的な定義であり、その後の議論の出発点となっている点は、評価されるべきであろう。

その一方で、こうした被験者の同意がクローズアップされたことの意味は、実はこの規定の背景にある医学研究そのものの変容に光をあてなければ理解できない。そこで次節以降、当時起こりつつあった医学研究への統計学の導入という事態を検討するなかで、この同意条項の意味を吟味していくことにしよう。

3　確率化する医療と新たなリスクの分配構造

以上のような経緯を経て誕生したＦＤＡの同意条項であるが、本節では特に同意規定をめぐって繰り返された「例外」をめぐる議論に着目し、その背景にある、研究リスクの新たな分配構造の生成という視点から、被験者同意の意味を明らかにしたい。そこで以下ではまず、当時勃興しつつあった医学研究のパラダイム転換について簡単な整理を行い、当時ＦＤＡが推進していたタイプの臨床試験の手法が、被験者からのＩＣ取得を要求する構造を有していたことを確認しておこう。

統計学の医療への導入

ＦＤＡ政策形成の初期において、繰り返し議論された問題の一つに、同意を取得するさいに研究方法に関わる情報を提供するか否か、というものがあった。例えば、一九六三年に公刊されたケルシー論文のなかでは、法制定時から懸念されていた事項として、盲検法が同意条項に違反しているのか否かが論じられていた（Kelsey 1963）。さらに、一九六六年の「政策声明」においても、これを受けてプラセボ対照群の問題が扱われ、対照群に割り当てられる可能性を説明されるならば、こうした手法そのものが非倫理的ではないことが明示されている。実際、先に見た「同意の定義」においては、試験薬の投与に際して、研究者が被験者に対して「手法や手段」および「対照群とされる可能性がある」という事実」について伝える必要があると記されている。

ところが一見したところ、ここで争われている論点は、被験者にとって必ずしも自明なものではない。もちろん、ある研究に参加するにあたって、被験者が具体的なリスクと利益や、研究の期間や手順についての情報提供を受けることが必要だ、という指摘ならば、その意味は明確である。というのも、研究参加に先立って、リスクと利益を天秤にかけ、そこに一定の時間と労力を投資できるかどうかを考慮する機会を得ることは誰にとっても重要だからである。しかしその一方で、研究参加に先立って、盲検法等の研究手法や研究デザインについて被験者が説明をうけなければならない、とする規定の意義はそれほど明確ではない。そこで以下では、この文言の意味を理解するための補助線として、一九六〇年代当時、世界に広まりつつあった臨床研究の手法、具体的にはランダム化比較臨床試験

（ＲＣＴ）という手法の特質について、簡単に整理しておくことにしよう。

ここでいう「ランダム化（無作為化）」とは、「コイン・トスや乱数表などの偶然の要素を利用して、被験者を分割すること」であり、「たとえば、平均血圧が 130 mmHg 以上の被験者を乱数表を用いて、降圧剤Ａ投与グループとプラセボ投与グループに割り当てること」を意味している（中野ほか編 2004：222）。つまり、ある治療法や医薬品の効果を測定するために、研究被験者を「出鱈目に」分割して、片方にはその治療法や医薬品を与え、残り半分を比較のための「対照群」とするということである。ここでの要点は、分割の基準があくまでも「偶然」によって決定されることであり、それによって「薬剤以外の要因（未知要因も含めて）が類似した、比較可能な複数のグループが構成できる」とされている（中野ほか編 2004：222）。しばしば、ＲＣＴではランダム化に加えて、先に言及された（二重）盲検法が併用され、主観的なバイアスを減じるために、投与する側と投与される側のどちらか（ないしは両者）が、どちらの群に割付けられているのかを知らされない、ということが生じる。

こうした特質を有するＲＣＴの歴史[16]は、一八世紀イギリスのリンドから一九世紀パリ学派ルイスに至る「比較試験」の思想にまでさかのぼることができる。彼らの発想は、ある治療の効果を測定するためには、単にその治療が効いたか効かなかったかだけではなく、その治療を行わなかった場合と「比較」する必要がある、という臨床研究の原則を生み出した。この「比較」という発想を洗練し、無作為化や有意差検定等のＲＣＴの基本的な手法を確立したのが、二〇世紀初頭の統計学者フィッシャーである。その後、フィッシャーの方法論は、統計学者ヒルによって医学研究に導入され、一九四四年にはイギリス医学評議会（British Medical Research Council, ＢＭＲＣ）がヒルの協力を得て、結核のストレイプトマイシン療法のＲＣＴを行ったのが、その画期とされている[17]。

こうした経緯を経て、「ペニシリン以上の大発見」とも呼ばれるＲＣＴは「臨床医学研究の基本原則」としての地位を確立していくことになる（別府 2002: 65; 砂原 1988: 85）。わが国にＲＣＴを導入した先駆者である砂原茂一は、これによって、「厳密な診断学」と「たあいのない治療学」が同居していた臨床医学は根本から変化し、治療学の科学化が推し進められたと指摘している（砂原 1986: 3）。というのも、それまでの治療学は、一部には「三た雨乞い論法」（「つかった」「治った」「効いた」）とも揶揄されるような[18]、医師の個別の経験に根ざした不確かな根拠に基づいていたからである。これに対して、ＲＣＴは確率論の発想を医学研究に導入することによって、より客観的な妥当性をもった治療基準を作り上げることに成功したのである。この流れが、後に現代の「証拠に基づく医療（evidence-based medicine, ＥＢＭ）」へと発展していくことになる。

しかし、その開発者であるヒルも当初から危惧していたように、ＲＣＴは従来の伝統的な観察研究や治療と結びついた実験には存在しなかった倫理的問題を抱えていた（Hill 1963）。それは、乱数表によって意図的に一部の患者をリスクにさらすというＲＣＴの方法論上の特性に由来している。それゆえ、当時から一部の医師たちは、治療中の患者を一種の「道具」として利用するＲＣＴを非倫理的だとして強く批判した。実際、ドイツでは一部の患者を対照群として利用するというＲＣＴに対して強硬な否定論が席巻し、長らく研究手法としての正当性を得ることができなかった[19]（砂原 1988: 98-

102)。

以上のような経緯は、医学研究方法論としてのＲＣＴの革新性をよく表している。それは、ＲＣＴがその構造上、「治療の延長線上の研究」というそれまでの医学研究の前提を覆してしまったことに起因している。実際、医学の長い歴史において、実験は治療的な場合にのみ許容される、というのが研究倫理のスタンダードであった（Jonsen 1998：127-133＝157-169)。もちろん、ＲＣＴを行ったからといって、患者の治療効果がまったく存在しないわけではない。とはいえ、それはあくまでも「偶然」の振り分けによるものに過ぎない。これは、医学の素人が通常、素朴に想定している医学実験や臨床研究の姿とは異なっている。すなわち、通常想定される「実験」や「研究」とは、治療法や医薬品がすでに効かなくなってしまった場合に、いわば最後の手段として試すもの、といったものであり、例えば、進行がんで余命幾ばくもないと診断された患者が、開発段階の薬を試してみる、というような状況がそれにあたる。

ところが、ＲＣＴの場合、研究手法の構造上、こうした医師と患者の治療意図が貫徹することはない。たとえ患者に治療上の利益があるにしても、それは医師の意図ではなく、たまたま「クジ」に当ったからであり、それ以上でもそれ以下でもない。これは患者の利益になる場合にのみ実験が行われ、時には自らが最初の被験者となっていた医学研究の歴史においては起こりえない状況だった。すなわち、「医学研究はもはやその結果を観察するために、非日常的なことを行う」だけではなくなり、医師と患者は「被験者をリスクにさらす方法によって確実な知識を得るための入念に企画された計画」

に関与するようになったのである（Jonsen 1998：145＝2009：186）。

こうした新たな臨床研究システムの導入によって引き起こされたのは、研究成果によって恩恵を受ける層（受益者）と、研究被験者となる負担を負う層（受苦者）との構造的分離という事態である。すなわち、治療の延長線上に存在した従来の臨床研究においては、少なくとも理論上は、安全性や有効性が不確実な治療法に対して、その恩恵を受ける人間と、そのリスクを負う人間とが一致していた。しかし、医師の治療的意図ではなく、統計学者の確率論的発想によってデザインされた現在の臨床研究においては、「対照群」を置く限り、この両者は構造的に分離している。それゆえ、ＲＣＴの医療への導入は、研究の受益者と受苦者の分離という点において、医療における新たなリスクの分配構造を形成することになった。

実は、こうした特性を有するＲＣＴが臨床試験を通じて、臨床医学研究全体の「ゴールド・スタンダード」としての地位を確立していくのが、初期ＦＤＡ政策が形成される時期であった。それゆえ、同意条項においては「方法や手段」「対照群になる可能性」といった表記や、盲検法に関する解釈が話題になっていたのである。さらにいえば、当時医学界に導入されたばかりのＲＣＴは、まさにこの修正薬事法によって、その地位を不動なものとした（砂原 1988：78）。というのも、先に見たように、ＦＤＡはこの法案によって、新薬の認可において、その有効性と安全性に関する「実質的な証拠」の提出を義務づけたからである。この「実質的な証拠」とは、ＲＣＴという「客観的な」科学的手法による臨床研究の結果に他ならない。これ以降、治療評価の手法としてのＲＣＴは国際的に普及し、医薬品の臨床試験のみならず、「臨床医学研究の基本原則」としての地位を確立していったのである。

同意の不可避性

以上のような前提を共有した場合、FDAが取り組んだ被験者のICについても、別の角度から理解することが可能になる。つまり、RCTのような「確率化した医療」が新しいタイプの「同意」を要求しているのである。これはRCT以前の治療と切りはなされていない研究手法を想定してみれば理解できる。先に見たような、患者の「最後の手段」として「新しい治療法」を試してみる、という研究は、原則として目の前の患者の最善を願う医療の倫理と矛盾していない。そこでは、治療の同意に重ねて、研究の同意を必要とする根拠はない。こういった「治療的革新」タイプの研究では、研究はあくまでも治療の延長線上に位置づいている。[20]

ところが、この研究がRCTだとすれば話は違ってくる。患者は最後の希望として実験に参加するが、その実験は構造的に患者を対照群として扱うというリスクを有している。すなわち、場合によっては、患者は毒にも薬にもならないプラセボを投与され、いたずらに余命をすり減らす、という可能性を抱え込むわけである。つまり、RCTは目の前の患者にとってのベストを尽くすという医療の論理の延長線上に位置付けることができない。というのも、それは、もともと治療法の有効性を検証するための確率論的発想に基づいてデザインされており、対象の利益を意図したものではないからである。だとすれば、この研究に参加するにあたって、患者が日常の医療に対する同意に加えて、研究に対する同意を行わないとすれば、研究計画の倫理性は保ちようがない。

以上を整理すれば、こういうことである。ＲＣＴは日常診療の論理、目の前の患者のベストを目指すという伝統的な医療倫理とは、本質的に相容れない研究の論理を有している。それゆえ、ここにおいて、医学研究と日常診療は原理的に乖離することになった。だとすれば、ＲＣＴを正当化し、その推進を行うためには、患者の同意に加えて、被験者の同意という新たな問題に取り組まざるをえない。そこでは、患者がこうした方法論が有する構造的なリスクを理解することが、研究参加への前提条件となるわけである。

研究か治療か

ところで、こうしたＲＣＴによる医学研究の変化を考慮した上で、初期ＦＤＡの同意条項形成過程をみていくと、当時の議論の対立の大部分が、ＲＣＴによる医学研究の変容がもたらした混乱に起因していることがわかる。

例えば、修正薬事法の成立過程において、同意条項をめぐって議会で争われた論点は、端的にこの事実を示している。不治の病の患者に対する告知を義務化するのではないか、という危惧は、それまで支配的だった医学研究のパラダイム、すなわち治療と一体となった研究と親和的な発想である。こうした発想を受け入れる形で、一九六二年法は「同意取得が不可能な場合」と「同意取得が患者の最善の利益に反する場合」という例外を設けることとなった。ＦＤＡは一九六六年の「政策声明」によって、この例外規定に対して一定の回答を与えたわけだが、この規定にも、従来の治療＝研究パラダイムと新しいパラダイムとのあいだでの「揺れ」を見ることができる。

この点に関して、一九六六年の例外規定に関するカランの議論が参考になる（Curran 1970：427-430）。カランは、ＦＤＡによる新たな同意規定の洗練に一定の意義を認めつつも、そこに潜む深刻な矛盾に目を向けている。特に問題なのは、同意取得の例外を正当化する根拠の妥当性である。とはいえ、むろんカランも例外を明確化したこと自体は被験者保護にとってひとつの前進であったと考えている。実際、六六年規制では、先に見たケルシーの見解にもあるように、「不可能な場合」という規定は、研究者の恣意で判断されるものではなく、昏睡状態のように実質的にコミュニケーションが不可能な場合に限定されている。この解釈は、従来のように、例えば研究内容にある種の「だまし」が含まれるがゆえに、研究被験者にそれを伝えることに心理的抵抗があるというようなケースを排除することになった。また、「患者の最善の利益に反する場合」に関しても、研究の内容を患者に伝えることで、患者が驚いて何らかのショックを受けるかもしれないので、同意を取得することはしないというような見解は退けられ、末告知の末期患者のような特殊なケースに限定されたことも、同様の改善であろう。両者とも、規制を嫌う研究者＝医師にとっては、例外を拡大解釈することで、ＦＤＡの規制を受ける臨床研究ではなく、自らの専門職上の裁量権で自由に判断ができる治療の文脈に移し変えることができなくなったからである。

ところが、カランは次のように問いかける。それでは、そもそも昏睡状態の患者や末期状態の患者に対して研究を行うことは果たして認められるのだろうか。例えば、昏睡状態にある患者に試験薬を投与することの必要性が議会で主張されていたときに、想定されていたのは次のような状況だった。ある患者が昏睡状態に陥る以前から、その患者にとって最善と思われる試験薬を投与されていたときには、たとえ昏睡状態に陥ったとしても、「遅延なく」薬は投与されなければならない。これは一見もっともらしい状況である。意識を失ったからといって、治療を中止されてしまっては患者としても決して本意ではないだろう。ところが、ここで既に問題にズレが生じている。それゆえ、カランは正しくも「これが事実ならば、私には、その薬は研究の一部としてではなく、むしろ臨床的な状況において（in a clinical situation）投与されているように思われる」と指摘している（Curran 1970：427）。すなわち、もしその試験薬が本当にベストの選択肢ならば、試験薬の投与は「研究」ではなく、むしろ通常の「診療」として行われるべきなのだ、と。

つまりこういうことである。議会で想定されている例外状況というのは、ある種の緊急事態である。ところが、緊急事態における医薬品の投与というのは、その性格からして、研究目的であるはずがない。薬の臨床試験は、その医薬品の安全性や有効性を検証するために行われるものだとすれば、それを昏睡状態の患者や末期の患者で行うことほど、非倫理的なことはない。それゆえ、こうした状況での試験薬の投与は、「直接の治療上の利益の可能性が極めて高い」場合に限定される（Curran 1970：428）。こうした状況で試験薬を投与する理由は「研究デザインの一部ではなく」、「患者を救う必死の努力のなかで、緊急の治療手段として意図されている」はずである。だとすれば、それはもはや「研究」ではなく「治療」ではないのか（Curran 1970：428）。

医学研究のパラダイム転換

カラン自身は、以上のような指摘をするのみで、それ以上突っ込んだ議論をしていないが、ここではさらにその矛盾の源泉について考察を進めることにしよう。管見では、実はこの混乱の一端は、ＦＤＡの同意条項がそのなかに矛盾する二つのパラダイムを抱え込んだことから引き起こされている。一方で、先に見たように、ＦＤＡは対照群の問題に触れ、「同意」や「ＩＣ」という言葉を日常診療の文脈である医療過誤訴訟の伝統から切りはなして定義している。しかし他方でＦＤＡは、ヘルシンキ宣言の治療的／非治療的という研究の区分を採用して、治療上の利益が存在する場合に、医師の裁量権による例外を設ける、という文言を導入している。[21] 前者はＲＣＴのような確率論的研究手法と親和的な発想であるが、後者はそれ以前の伝統的な医学研究の手法と親和的な発想なのである。

そもそも、ＦＤＡが採用したヘルシンキ宣言の区分の力点は、治療上の効果の有無、すなわち「患者に対して益があるかないか」が研究の基本的な区別となっており、益がある場合（治療的研究）においては、研究者に一定の裁量権を認めるという論理構成をとっていた。ところが、ＲＣＴにおいては、患者に対して必ず「益」があるという想定が成り立たない。ヘルシンキ宣言とＦＤＡ規制は、患者に益のないような研究が横行していた事態に対しては強硬な姿勢をとっていたのだが、その一方で、患者に益がある、つまりは治療をかねて行われる研究に関しては、その姿勢を緩めて臨床上の裁量権を医師に認めていた。ＦＤＡの同意条件で認められていたのも、本質的にはこうした状況である。

ところが、カランが正しく指摘しているように、もし患者の治療上の利益のみを追求しているのならば、それはもはや「研究」としては行われていないのである。そうでなければ、これらの除外規定は、意識がない死にゆく人々を実験台として利用することを許容するものになってしまう。こうした想定は明らかに議会での議論とは異なる帰結である。にもかかわらず、それを意味する例外条項が組み込まれたのは、ひとえに構造的に治療と区別される新しい研究方法が生まれつつあることの意味が、多くの人にとって十分に理解できなかったからに他ならない。逆に言えば、ここからは、統計学の医療への導入は、それだけ大きな倫理的混乱を伴うものだったということが伺えるのではないだろうか。

新しい医療倫理の誕生

本章では、ここまで初期ＦＤＡ政策に焦点を合わせて、同意条項の背景にある医学研究の構造転換とそれが生み出すリスク管理という問題を考察してきた。医学研究の構造転換とは、確率論の導入による新しい治療学の誕生であり、それによって治療法や医薬品の有効性が検証されるとともに、何の益も受けない被験者を構造的に生み出すことになった。ＦＤＡが臨床試験規制に本格的に乗り出したことによって、この技術は薬の有用性を証明するための標準的手法として世界中に拡大していくことになる。それゆえ、必然的にＦＤＡには、通常の治療とは異なる「研究への同意」を定める必要が生じたのである。言い換えるならば、アメリカではじめて公的に定められた被験者のＩＣは、そうした特別な同意を必要とするような研究法の普及と表裏一体だったのである。

しかしながら、必ずしも患者の治療を目的としない「実験」は、長いあいだ培われてきた医学研究のイメージとは相容れないものであり、当事者にとってさえ容易に理解できるものではなかった。それゆえ、研究のＩＣ条項にも、治療の文脈を意識した除外規定が盛り込まれることになったのである。すなわち、医学研究において、ＲＣＴのような方法論を前提とする限りにおいて、研究と診療の連続性は構造的に断ち切られている。それにもかかわらず、人々の意識の上では両者の連続性は否定しがたい。医学研究の統計学化がはじまった当初からこうしたジレンマは意識されていたのである。そこで表面化してきたのが、次章で検討する研究と治療の境界にかかわる問題であった。

第三章　研究と診療の境界——七〇年代の理論モデル

本章では、第二章に引き続きアメリカの被験者保護システムの形成過程を詳述したうえで、七〇年代に練り上げられた研究と診療を区別する理論モデルの意義を明らかにする。そのさい、本章が注目するのは、全米委員会による被験者保護のガイドライン「ベルモント・レポート」A節で示された新しい「研究の定義」と、このレポートの概念枠組みに大きな影響を与えた医師であり、生命倫理学者でもあるロバート・J・レヴァインの一連の議論である。

あらかじめ結論を述べるならば、レヴァインの議論の意義は、研究と診療を分類する二つのモデル（「意図モデル」と「承認モデル」）を導入したうえで、境界領域にある「革新的治療（innovative therapy）」を「研究」として遂行されるべき特殊な「診療」と位置づけたことにある。これによって、研究と診療の区別を疑問視する当時のアメリカの医師たちの見解とともに、研究を治療的／非治療的に二分して、それぞれに異なる倫理基準を適用していた初期のヘルシンキ宣言の枠組みは批判的に乗り越えられることとなった。このレヴァインの枠組みをベースとして作成されたベルモント・レポートは、こんにちでもなお、アメリカにおける最も基本的な研究倫理ガイドラインとして機能している。

そこで、本章では以下のような手順で議論を進めていくことにしたい。まず第1節では全米委員会が形成された社会的背景および、その最終報告書であるベルモント・レポートの内容を簡潔に紹介する。そのうえで、第2節では研究と診療を区別するうえでレヴァインの提示した二つのモデルを詳述し、その意義を明らかにする。続く第3節では、二つのモデルが矛盾する場合としての「革新的治療」の問題をとりあげ、初期のヘルシンキ宣言と対比させる形でレヴァインの議論の特徴を把握する。最後に、包括的な研究概念が有する意義を述べるとともに、残された課題を提示す。それでは以下、さっそく本論に入っていくことにしよう。

1　全米委員会とベルモント・レポート

総力戦と医学研究

全米委員会の形成にあたって、大きな推進力となったのは、七〇年代の一連の人体実験スキャンダルであることはよく知られている。こうしたスキャンダルにおいて、当時の一流の医学者たちのあいだでの非倫理的な研究の横行が明らかになったことは、アメリカ社会に大きな衝撃を与えた。とはいえ、こうした医学者たちの多くは、少なくとも意識の上では、自らの研究を非倫理的なものとは捉えておらず、むしろ社会の健康を増大するための有用な営みであると考えていた。というのも、彼らの立場からすれば、少数の被験者たちがリスクを被ったとしても、それによって大多数の人間が救われるならば、それは許されるという発想は自明のことであったからである。

この背景には様々な要因が存在しているが、アメリカという文脈を考えた場合、医療政策の根幹に、ヘルスケア・システムの整備ではなく、医学研究推進によって国民の健康増進を図ろうとする思想があることがまずは指摘できる(2)。こうした「研究重視」の医療政策の形成の背景には様々な要因が関係しているが、その大きなきっかけは第二次世界大戦であった。というのも、第二次大戦において、アメリカは戦場の兵士を念頭に置いた大規模な医学研究を進めることによって、ペニシリンをはじめとする多くの優れた研究成果を生み出していったからである。こうした華々しい成果は、国民に健康増進における医学研究の力をまざまざと見せ付けることとなった。

こうした戦時体制下の医学研究推進において重要な役割を果たしたのが、一九四一年四月にローズヴェルト大統領が設立した科学研究開発局（Office of Science Research and Development, ＯＳＲＤ）と、その医学部門である医学研究委員会（The Committee on Medical Research, ＣＭＲ）である。のちにアメリカの医学研究を統括する国立衛生研究所（ＮＩＨ）へと吸収される医学研究委員会は、戦争に関する医療問題を解決するために、数多くの研究計画を立て、大学や病院と契約を結び、四五〇〇人の科学者と技術者を雇って研究を推し進めた（Starr 1982: 340-341）。歴史学者のディヴィット・ロスマンは、この第二次大戦の経験が、アメリカの医学研究を質的にまったく異なるものへ変貌させたと指摘している。

一九四一年から一九四五年のあいだに、実質的にアメリカの臨床研究はすべての面で性格を変えた。ひとつには、家内工業（cottage industry）が国家事業（national program）になった。……一方、かつて被験者の利益を目的にした医学実験は、他人の利益のために計画された臨床研究、ことに戦場の兵士を念頭においた実験にとって代わられた。……そして、きわめて重要なのは、臨床研究には被験者の同意――思いつきで求められたり、たいてい承諾したとしても――が必要だという一般的な理解が、しばしば同意の問題に優先する、緊急を要するという感覚（sense of urgency）にとって代わられたことだ。（Rothman 1991: 30=2000: 48）

第二次大戦を契機として、もはや研究は個人で行うものではなく、大規模な組織によって管理される営みへと変化し、戦争という特殊な状況が被験者の同意よりも研究成果を求めさせるようになった。その結果、戦後のアメリカ医療は、国民皆保険制度によるヘルスケア供給システムの拡充ではなく、医学研究振興による国民の健康増進に向かうことになる。スターは戦後アメリカの医療政策の大きな特徴は、医学研究助成と病院建設等の「医学への熱狂」であり、「医学を国家に組み込む運動」にあった[3]と述べているが、とりわけアメリカに特徴的なのが、国家科学主義に基づく医学研究振興政策である（Starr 1982: 337）。その結果、「研究」は「臨床」と分離しつつ、巨大な「産業」へ成長していくことになる。事実、終戦後に医学研究委員会の進行中のプロジェクトがＮＩＨに引き継がれると、ＮＩＨの予算は戦後五年間でおよそ三〇倍近くに膨れ上がっていった（Starr 1982: 332-343）。

ビーチャーの告発

こうした状況のもと、戦後のアメリカでは、科学的利益の追求という名のもとに、非倫理的な人体実験が横行するようになる。よく知られているものとしては、ワクチン開発のために精神遅滞の子どもに対して肝炎ウィルスを投与したウィローブルック事件や、認知症の老人に対して癌細胞を投与したブルックリン・ユダヤ人慢性疾患病院事件などがある。これら一連の事件を明るみに出すことになったのが、一九六六年六月公刊の『ニューイングランド医学雑誌』に掲載された、ヘンリー・ビーチャー医師の「倫理学と臨床研究」と題した一本の論文である（Beecher 1966）。ビーチャーはこの論文のなかで、一流の研究者による非倫理的研究の横行に関する「内部告発」を行い、被験者の同意を取りつける「責任ある研究者」を育成する「医学教育」の必要性を訴えた。

この告発の行われた一九六六年は、奇しくも第二章で検討した連邦政府による研究規制形成過程の「第一のヤマ」と一致している。先述したように、一九六六年二月に公表されたガイドラインにおいて、公衆衛生局（ＰＨＳ）は、被験者の保護や研究のリスク・ベネフィット評価を行う「同僚委員会」の必要性を提示し、同年八月には食品医薬品局（ＦＤＡ）は同意に基づかない非治療的研究の禁止を定めた。いわば、この時点で、こんにちのインフォームド・コンセントや倫理委員会の「原型」が示されたわけである。

こうしたビーチャーの告発や行政機関の規制は、タスキーギ事件報道を経て連邦レベルで実を結ぶことになる。一九七三年の新聞報道によって、一九三四年から一九七二年にかけて、アラバマ州タスキーギで、黒人男性約四〇〇人を対象にＮＩＨの上部組織である公衆衛生局が「治療処置」と詐称した梅毒患者の人体実験を行っていたことが明らかになった[4]。これにより、ガイドラインを制定した組織自体がガイドラインを守っていないことが判明し、医学研究者だけでなく、医学研究の管理組織自体の「自浄能力」が疑問視されるようになったという。生命倫理学者のアルバート・ジョンセンはタスキーギ事件のインパクトを次のようにまとめている。

その暴露〔＝タスキーギ事件の暴露〕は、人種差別に対する怒りと関心が高まり、貧困者や弱い立場の人々の虐待に対する感受性が高まった時期に現れた。その研究は公衆衛生局の職員を通じて、政府によって行われたのだが、公衆衛生局の義務は、アメリカ人の健康を守ることであって、科学のためとはいえ、それを搾取することではない。この暴露によって、多くの人々がアメリカでは不可能だと判断した、ナチの医学実験の恐怖が、われわれの有益な科学と医学の世界にも持ち込まれているように思われた。一〇年間にわたり、吟味を受けてきた研究の倫理が、そのとき公共の問題となった。（Jonsen 1998：148＝2009：192）

もちろん、タスキーギ事件のみが全米研究法制定過程において大きな影響を与えたわけではない[5]。しかし、タスキーギ事件にはそれまでの非倫理的医学実験の要素が集約的に現れている。マイノリティ等の社会的弱者の研究利用や治療詐称の問題、さらには公的機関の関与による無計画な研究などは、もはや研究者の個人倫理や従来の医療内部の倫理の枠内のみに収まらない問題を提示していた。ここから、被験者保護システムについての本格的な議論がアメリカで始まることとなる。

全米研究法の成立

先にも述べたように、こんにちの研究規制システムを考えるうえで、一つの大きなメルクマールとなるのは、全米研究法の制定（一九七四年）と、それに続く全米委員会（一九七五～七八年）の一連の報告書である。全米研究法によって、医学研究を対象とする初の連邦レベルの法律が制定され、連邦助成を受ける研究機関には、施設内審査委員会（ＩＲＢ）の設置が義務付けられた。さらにこの法律に基づいて、生命倫理に関する最初の連邦レベルの委員会が設置され、一〇の報告書[6]が公刊されることになった。これら一連の報告書のなかでも、特別な位置を占めているのが、被験者保護の基本的理念を提示し、こんにちまでアメリカの研究倫理の中心に位置している「ベルモント・レポート――研究被験者保護のための倫理原則とガイドライン[7]」（一九七九年）である。

ベルモント・レポートの内容として、よく知られているのは、Ｂ節の「基本的倫理原則」で示された、「人格の尊重（respect for persons）」、「善行（beneficence）」、「正義（justice）」の三原則[8]である。

さらにこの三原則は、単なる抽象的な「原則」として提示されただけでなく、続くC節において具体的な手続きの問題として展開され、それぞれ、情報・理解・自発性を伴ったIC、適切なリスク・ベネフィット評価、被験者選抜の公正性といったチェック項目が挙げられている。

特にここで注目したいのは、レポート全体の強調点が、単なる研究の推進ではなく、研究の安全性を確保し、社会的弱者の研究利用を規制するシステムの構築に置かれている点である。それは、そもそもレポート成立の背景となった戦後の非倫理的医学研究において、子どもや精神障害者といった弱い立場の被験者が大量に研究に利用されてきたという「歴史的教訓」を踏まえているからに他ならない。この視点を集約的に表現しているのが、レポートの最後の一段落、正義の適用に関する「弱い立場にある被験者（vulnerable subjects）」への特別な注意の喚起である。

一つの特別な不正義の例は、弱い立場にある被験者を対象とすることから生じる。人種的マイノリティや経済的な困窮者、重症患者、施設収容者といった特定の集団は、研究が行なわれている環境において、彼らが利用可能であることが多いために、研究被験者として求められることが継続的にありうる。彼らの依存的な地位と彼らがしばしば自由な同意のための能力が損なわれていることを考えれば、単に管理が容易であるとか、病気や社会経済的条件の結果として操作されやすいという理由で、彼らが研究対象となる危険からは、保護されなければならない。（NCPHS［1979］1998：27＝2001：568）

こうした弱者保護への強い関心は、レポートの草稿を書いた科学哲学者スティーヴン・トゥールミンがもたらしたものである。というのも、ベルモント・レポート作成に先立って開かれたベルモント会議で当初七つの倫理原則の候補[9]が提示された時に、トゥールミンはそれに加えて「弱者と無力者の保護（protect the weak and powerless）」原則を主張していたからだ（Jonsen 1998：103＝2009：131）。さらに、レポートが弱者保護を重視している点は、「人格の尊重」原則の内容にもよく表れている。通常、アメリカ型の生命倫理の議論においては、「自律尊重」として扱われるこの原則は、自律的個人の「選択権」に専ら照準が合わせられている。しかし、ベルモント・レポートの段階での「人格の尊重」原則は、単なる個人の自己決定権の承認だけではない。むしろ、レポートは自律的選択に加えて、弱い立場の人々を「人格」として尊重するべきであるという二重の意味で「人格の尊重」原則を提示している。それゆえ、人格の尊重とは、「諸個人は自律的な行為者として扱われるべきだ」という倫理原則に加えて、「自律性が減少している人々は保護される権利を有する」という倫理原則を含むことになったのである（ＮＣＰＨＳ［1979］1998：23＝2001：562）。

新しい「研究の定義」

このようにレポートは、弱い立場におかれた人々の研究利用を制限するという思想に立脚して全体が構成されているが、その前提となっているのが「研究と診療の境界（boundaries between research and practice）」と題されたＡ節である。わが国ではこれまで見過ごされがちであったが[10]、本書の問題関心からすれば、レポートの第一の意義はこの画期的な「研究の定義」にある。このA節の研究の定義なくして、B節やC節で展開された被験者保護のための規定はほとんど意味をなさない。なぜなら、そもそも規制すべき対象を明確に規定することなくしては、どんな対象の規制も実現しないからだ。それゆえ、研究と診療の区別はベルモント・レポート作成過程の三つの主要な論点のうち、最初のテーマとなり、委員の一人であったロバート・レヴァイン医師の貢献によって明確化されることになった。(11)(12)(13)

この背景には、当時のアメリカの多くの医師たちが、患者と医師の個別性を考慮した場合、あらゆる医療行為は実験的な側面を有するが故に、研究と診療を区別することは困難であると考えていたという事実がある。例えば、アメリカにランダム化比較試験（ＲＣＴ）を導入したトーマス・チャルマーズは、「病気の症状と個々の人間は非常に変化しやすく、すべての医師は患者を診断し、治療するにあたって、小規模な研究プロジェクトを行っている」と述べ、研究と診療の区別に否定的な見解を提示していたという (Levine 1979: 21)。

レヴァインによれば、こうした見解は当時の医師たちのあいだに広く共有されており、彼らの発言は研究規制の問題に取り組んでいた議員たちを当惑させたという (Levine 1979: 21)。実際、あらゆる医療行為には実験的要素が含まれるが故に、研究と治療を区別することはできないという見解をいったん認めてしまえば、日常診療とは別に「医学研究」を規制するための特別な施策を作る意味は失われてしまう。逆に言えば、全米委員会の作業は、患者と被験者は幾分か異なって扱われるべきであり、患者ではなく被験者保護のための特別なプログラムが必要であるという前提の下で開始されていた。それゆえ、委員会はまず具体的な個々の論点をとりあげる前に、こういった概念の彫琢に取り組むこととなったのである。

そこで次節では、全米委員会に提出されたレヴァインの論考を詳細に検討し、特に研究と診療を区別する二つのモデルの論理構成とその意義を明らかにすることにしたい。

2　研究と診療を区別する理論モデル

患者と被験者

まず、レヴァインは議論の前提として、「患者と被験者が幾分か異なって扱われるべきであるという想定」を確認することから考察を開始している (Levine 1978: 3)。というのも、彼によれば、研究と診療の違いに関しては諸説あるものの、両者が異なって扱われるべきであるという点に関しては、ほとんどの論者は一致しているからである。それゆえ、レヴァインは被験者が「少なくとも、自分がどんな役割を果たしている（ないしは、果たすことを求められている）のか、さらには、患者役割とは対照的な被験者役割にはどんな意味があるのかについて、知っているべきである」と主張する (Levine 1978: 3)。

そこでレヴァインは、患者を「ヘルスケア専門職のクライエント」、被験者を「研究者によって、観察または実験される個人」と定義した上で、両者の役割の違いについて考察を加えていく（Levine 1978: 3）。彼によれば、医療者と患者の関係も、研究者と被験者の関係も、どちらも非専門職側が最終的な意思決定権を有するという点では共通している。すなわち、ある治療を行うか否かという意思決定や、ある研究に参加するか否かという意思決定は、究極的には当事者の判断に委ねられている。しかしながら、通常の治療関係においては、専門職が患者の最善の利益を追求することが期待されているため、患者が「意思決定権限をヘルスケア専門職に委託することを選択する」ということがしばしば起きる[14]（Levine 1978: 3）。

これに対して、レヴァインの見るところでは、研究者と被験者の間にはこのような関係は成立していない。というのも、通常、研究者は被験者の最善を追及することを委託されているわけではなく、「新しい知識の発展を、最終の目的ではないにしても、主要な目的と考えている」からである（Levine 1978: 4）。それゆえ、研究者には「新しい知識の発展を、被験者の福祉（well-being）に優先する目的だとみなす可能性が常に存在している」（Levine 1978: 4）。これは先に見た治療関係とは対照的である。というのも、通常の医療においては、患者の福祉それ自体が最終的な目的であるが、研究においては「被験者は少なくとも常に部分的には手段であり、極端な場合には、全くの手段であって目的ではない」からである（Levine 1978: 4）。それゆえ、患者が医療者に決定権を委託するのとは対照的に、「被験者が研究者を信頼して意思決定権限を委任することはほとんどありそうもない」という帰結が導かれる（Levine 1978: 4）。

それゆえ、一般的な見解としては、被験者は患者よりも厳重に保護されるべきだという想定が共有されているのだが、そのためには両者の「境界」が問題となってくる。すなわち、どこまでが研究で、どこまでが治療や診断なのか、という問題がそれである。

意図モデルと承認モデル

レヴァインによれば、研究と診療を区別するためのモデルとしては、これまで異なる二つの方法が提唱されてきたという。第一の分類法は、「特に個人で働く専門職の伝統」であり、その専門職の「意図に基づいて診療と研究を区別する」ものである（Levine 1978: 5）。これに対して、二番目の分類法は「一般的に集団（ピアグループから規制当局にいたる）によって実践され」、集団による「受容や承認（acceptance or approval）に基づいて区別を行う」ものである（Levine 1978: 5-6）。

すなわち、第一のモデル（意図モデル）においては、目の前の患者＝被験者に対して、専門職がどのような意図や目的を持って接しているかによって、専門職と素人の相互行為の質が分類されることになる。すなわち、「もし医師が、患者との相互行為において、その患者にとっての考えられる限りでの最善（the most possible good）を行う意図を持って」行為するならば、それは「診療」である（Levine 1978: 6）。これに対して、「もし医師が新しい知識を発展させる意図を持って」行為するならば、それは「研究」として分類される（Levine 1978: 6）。言い換えるならば、ある相互行為が患者の福祉向上のみを目的としているならば、それは「診療」となるが、そこに新しい知識の発展という別の「意図」が加わるならば、それは「研究」となるのである。

　これに対して、第二のモデル（承認モデル）においては、むしろそうした行為者の意図ではなく、そこで用いられる技術の「確からしさ」に焦点が合わせられている。すなわち、医療行為をおこなう際に、専門職共同体や規制当局がその手段の安全性や有効性に一種の「承認」を与えているか否かが、研究と診療を区別するメルクマールとみなされているのである。例えば、食品医薬品局（ＦＤＡ）の新薬承認審査はその典型である[15]。ＦＤＡは新薬候補物質の安全性と有効性を検証するために、動物実験から患者対象の大規模な臨床試験に至る審査プロセスを申請者に課しており、この過程を経た物質のみが新薬として承認される。もちろん、他の医療技術にしても、これほど明示的なプロセスは存在しないものの、標準的な治療法が確立していくにあたっては、論文や学会報告、および専門家共同体での評判の蓄積は必要不可欠である。レヴァインはこうしたモデルを指して、集団ないしは「社会システム」による分類と呼んでいる（Levine 1978: 28）。

　ただしレヴァインによれば、この「意図」と「承認」という二つのモデルの区別はあくまでも分析的なものであり、両者が「現実の行為において完全に分離してしまうことはめったにない」という（Levine 1978: 28）。というのも、日常診療において医師が患者の最善を追求しようとする場合にも、医師はまったく個人的な判断にのみ基づいて有望な選択肢を提示しているわけではなく、そこには何らかの集団的判断が反映されていることが想定されるからである。逆に言えば、医師共同体における集合的な意思決定が、その構成員である個々の医師の判断とは無関係に行われるということも現実には考えられない。それゆえ、ほとんどのケースにおいてこの二つのモデルは両立しうる、というのがレヴァインの基本的なスタンスである。

レヴァインのモデルの意義

以上のレヴァインの論理構成は、当時の議論状況をふまえた場合、第一には「意図モデル」の導入という意義を有している。というのも、従来の「あらゆる医療は実験である」という医師たちの主張においては、医療の本来的な不確実性が強調される一方で、医師の意図や目的は不問に付されてきたからである。言い換えるならば、研究と診療の区別に否定的な医師たちの立論は、ほとんど「意図」の問題に焦点を合わせておらず、いわば「結果」の水準でしか議論がされていなかったことになる。これに対して、レヴァインは「意図モデル」をもう一つの「伝統」として持ち込むことによって、隠されたトピックに焦点を合わせることに成功している。

とはいえ、直ちに付け加えなければならないのは、レヴァインは必ずしも意図モデルのみを強調したわけではなく、二つのモデルの併用を提案しており、それが最終的にはベルモント・レポートにも受け継がれていることである。というのも、全米委員会での議論においては、研究と診療の区別をめぐって、いわば「意図モデル」派と「承認モデル」派が争うという事態が起きていたからである(16)。しかしレヴァインのいうように、実際にはこの両者は本質的に両立しないというわけではなく、多くの場合にはとも
に研究と診療の区別の基準として利用されうる。すなわち、日常的な治療・診断・予防

表2　研究と診療を区別する理論モデル

		承認モデル	
		研　究 未検証 （nonvalidated）	診　療 検証済み （validated）
意図モデル	研　究 一般化可能な知識 （generalizable knowlegde）	研　究 （非治療的研究）	該当なし*
意図モデル	診　療 パーソナル・ケア （personal care）	革新的治療 （治療的研究）	診　療

＊レヴァインはこのカテゴリーには特に言及していないため，「該当なし」としたが，理論的にはすでに有効性・安全性が確立した治療法を比較する臨床試験等が考えられる（第四章注11参照）。

にかかわる行為は、医師が患者の健康増進を「意図」して、何らかの形でその有効性や安全性が「承認」されている技術を用いるというものであり、この場合には二つのモデルは両立している。反対に、例えば、医薬品の臨床試験に典型的に見られるように、新しい治療法や医薬品の安全性や有効性を確かめるために、患者や健常人を対象とした「研究」が行われる際には、程度の差こそあれ、何らかの一般的な知識を得ることが目的の一部として存在することになる。この意味においては、少なくとも理論的には、研究と診療の分類にさいして、意図モデルと承認モデルをともに利用しうることは改めて強調されてよい。

ただし、この二つのモデルを併用した場合には、両者が矛盾するケースが存在することに注意する必要がある。それが以下で扱う「革新的治療」の問題である（表2）。つまり、規制当局や専門職集団に承認されていない治療法や医薬品を、医師が目の前の患者の治療を意図して利用する場合がそれにあたる。「革新的治療」においては、医師の「意図」は純粋な治療であるにもかかわらず、「受容・承認」の観点からは研究であるとみなされることになる。それゆえ、二つのモデルを併用するレヴァインのモデルにおいては、結局のところ両者が矛盾する「革新的治療」をどう位置づけるのかが課題となってくる。そこで次節では、この問題に対するレヴァインの見解を見ていくことにしよう。

3 革新的治療の位置づけ

グレー・ゾーンの問題

レヴァインによれば、「革新的治療(17)」とは「通常は純粋な治療的意図で、ないしは、研究的意図と診療的意図が様々な程度に混交した状態で、医師によって行われる単純な活動」のことである(Levine 1978: 14)。革新的治療は、多かれ少なかれ何らかの治療意図を持って行われる活動であるがゆえに、研究とは区別されるものの、その技術は「同僚集団や規制当局の容認・承認基準を満たすほど十分には検証されていない」ため、通常の治療行為とも区別される(Levine 1978: 14)。

結論から述べるならば、レヴァインはこうした「革新的治療」それ自体は「研究」ではなく「診療」であるものの、原則として「研究」として行われるべきである、という立場を提示している。すなわち、革新的治療は「一般的には、研究のように遂行され、審査されるべきである」という指摘がそれである（Levine 1978：35，強調は引用者）。言い換えるならば，レヴァインは研究と診療の境界線上にある「革新的治療」を，例外的には「診療」として行われる余地を残しながらも，基本的には「研究」カテゴリーに移動させることで問題の解決を図ろうとしたのである。

こうしたレヴァインの立場は，先の分類法と関連付けて整理するならば，「意図モデル」と「承認モデル」が矛盾する場合には，基本的には後者を優先させたものである，と理解することができる。というのも，革新的治療は「研究のように」行うべきである，という主張は，意図がどうであれ，最終的には「承認モデル」による手段の正当化が肝要であることを暗示しているからである。実際，レヴァインの主眼は，革新的治療を「研究」のなかに包含することによって，医療者の治療意図さえあれば，日常診療の一部として無制限に新しい治療法が導入されかねない状況に歯止めをかけることにあった。というのも，当時の議論においては，患者に新しい治療法を試したり，新薬を投与したりすることは，純粋な研究や実験とは明確に区別され，むしろ日常診療に近い行為だと考えられていたからである。

実際，こうした概念的議論を行う以前に公刊された全米委員会の報告書においては，「治療的研究（therapeutic research）」と呼ばれるカテゴリーが設けられ，これは純粋な研究（「非治療的研究（nontherapeutic research）」）とは区別されていた。すなわち，「治療的研究」は「研究被験者の健康状態を改善するために計画された研究であり，標準的な診療行為ではないが，一定程度の成功の見込みを有する」がゆえに，「非治療的研究」とは区別されるという記述がそれである（NCPHS 1975：

6)。

いうまでもなく、ここで規定されている「治療的研究」というカテゴリーは先に述べた「革新的治療」概念とほぼ重なっている（Levine 1978：35）。いずれにせよ、安全性や有効性が検証されていない医療技術を、患者の治療目的で利用するという点では共通しており、研究と診療の境界線上に位置していることに変わりはない。しかしながら、こうした技術をどう位置づけるかという判断に関しては、両者は対照的な見解を示している。というのも、レヴァインが境界領域を包括的な「研究」概念に含めようとしたのに対して、「治療的研究」カテゴリーはそれをむしろ「診療に近いもの」と捉えていたからである。

ヘルシンキ宣言を超えて

レヴァインによれば、このように治療的／非治療的という区分によって研究を二分し、前者に関しては日常診療に近い倫理基準を対応させる、という枠組みを打ち出しているのは、初期のヘルシンキ宣言である（Levine 1978：22）。すなわち、ヘルシンキ宣言は、その「根本的な区分」として「その目的が本質的には患者の治療にある」治療的研究と、「その本質的な目的が純粋に科学的なものであり、研究を受ける人間にとって治療的価値のない」非治療的研究という二つのカテゴリーを採用し、それぞれに異なるルールを適用していた。実際、一九六四年版のヘルシンキ宣言においては、インフォームド・コンセント取得に関して、後者においては、「同意は原則的に書面で得られなければならない」と定めている（Ⅲの第三条c）のに対し、前者に関しては「可能な限り、医師は患者の心理状態と照合しながら」でよいという条件が付加されている（Ⅱの第一条）（ＷＭＡ［1964］1970：278＝1993：321-322）。

それゆえ、先に見た二つのモデルで言えば、ヘルシンキ宣言は「意図モデル」によって研究と診療の区別を一元的に行い、ある医療行為の目的が患者の治療であるならば、その手段の妥当性は問わないという論理構成を有していたことになる。というのも、「治療的研究」は名目上「研究」カテゴリーには組み込まれているものの、「その目的が本質的には患者の治療にある」がゆえに、むしろ「診療」に近い基準が適用されるべきだとされているからである。ある意味では、これは先に見た、結果の不確実性に着目した医師たちの見解とは対照的に、医師の治療意図を強調したモデルとなっている。

しかしレヴァインは、こうした治療／非治療の二分法を放棄したうえで、ここでいう「治療的研究」を他の研究と同じ規制を受けるべき対象として再定義するに至る。というのも、彼の見るところでは、そもそもこの二分法が複雑化した現代の研究営為を捉えきれておらず、現実的な適用の問題を抱えているうえ、ほとんどの臨床研究が規制の緩い「治療的研究」へ繰り込まれてしまうという倫理的問題を引き起こしているからである。

「一括処理の誤謬」批判

レヴァインによれば、ヘルシンキ宣言の二分法の最大の問題点は、宣言があらゆる研究を治療的／

非治療的という二分法で区別できるとナイーブに想定している点にある。しかし現実の臨床研究においては、治療的／非治療的な要素が複雑に混交しており、どちらかの要素だけで研究が構成されているとは限らない。例えば、プラセボ対照の比較試験を考えてみよう。こうした試験デザインにおいては、患者は通常ランダムにプラセボと新薬候補物質に振り分けられる。ヘルシンキ宣言の枠組みに従うならば、患者の治療に役立つという見込みのもとに医師が新薬候補物質を投与するならば、この試験は「治療的研究」とみなすことができる。しかしこうした試験においては通常、患者は新薬とプラセボにランダムに振り分けられるが故に、新薬に当たった患者にとっては「治療的試験」となり、プラセボ群に当たった患者にとっては、この研究は「非治療的研究」となってしまう。それゆえ、プラセボ対照試験はヘルシンキ宣言の枠組みでは位置づけることができない（Levine 1977：378-379）。

このように、そもそも現代の多くの医学研究は必ずしも単純な治療的要素や研究的要素からのみ構成されるとは限らず、プラセボ対照試験のように、被験者によって治療的利益に違いが生まれるようなケースも珍しくない。しかし、治療的／非治療的という二分法はこうしたケースに含まれる個々のリスクを取り出して評価することをせずに、「一括」してどちらかのカテゴリーに振り分けてしまうという「一括処理の誤謬（fallacy of the package deal）」を犯している（Levine 1999：531）。その結果、病因研究のようにどんなにリスクが低くても患者に利益のない研究が否定される一方で、どんなにリスクが高くても治療的利益がある（と予想されるだけで）倫理審査のハードルが低くなってしまうという事態が生じてしまうのである（Levine 1999：531）。

結局のところ問題は、治療的研究と非治療的研究という分類に基づくダブル・スタンダードを認めることによって、研究と診療の境界線上にあるほとんどの研究が、規制の緩い「治療的研究」へと繰り込まれてしまうことにある。それは結果として、被験者の被るリスクが適切に評価されないままに、新しい治療法や薬物が試されるという状況を生み出してしまう。こうした問題を解決するために、レヴァインはグレー・ゾーンにある革新的治療を「治療的研究」という「診療」に近いカテゴリーで捉えることを止めて、「研究」カテゴリーに移動させることを主張したのである。

こうしたレヴァインの試みは、意図モデルの暴走に対して承認モデルによって歯止めをかけたもの、とみることができる。むろん、レヴァインが何度も強調しているように、「意図」による分類は重要である。意図モデルは医療の不確実性にもかかわらず、研究と診療を区別することを可能にする優れた分類法であった。また、臨床研究があくまでも研究者と被験者という人間関係をベースとして行われる以上、意図や目的を共有するプロセスは必要不可欠なものである (Levine 1978: 30)。そもそも、意図を評価せずに手段の確からしさだけで研究と診療が区別できるのならば、被験者に対するインフォームド・コンセントなど不要になってしまう。しかしその一方で、意図が治療にあるという理由だけで、新しい治療法のリスクが精確に評価されないという事態は、結果として患者＝被験者に害をもたらすことになる。それゆえ、レヴァインは意図モデルをベースとしながらも、その限界を定めるために、研究と診療の境界領域を「審査されるべき」対象として規定することを主張したのである。ここに、新しい包括的な研究の定義がうみだされ、被験者保護の取組みのための基盤が整備されることとなった。

包括的な研究定義へ

本章ではここまで、レヴァインの議論を再構成した上で、その意義を意図モデルと承認モデルの併用、および両者が矛盾する「革新的治療」カテゴリーの独特の処理の仕方に見いだしてきた。こうした議論を経て完成したベルモント・レポートでは、「診療」と「研究」をそれぞれ以下のように定義している。

多くの場合、「診療」とは、個々の患者やクライアントの福利増進のためにのみ考案された、かなり成功の見込みがあるような介入（intervention）を指す。医学や行動科学に基づく診療の目的は、特定の個人に対して、診断や予防法や治療を提供することである。一方、「研究」とは仮説を検証し、想定された結論を導き、そこから一般化された知識（例えば、理論や原則や関係性についての言明として表現される）を発展させる、ないしはそれに貢献するような活動を指す。研究は通常、目的を設定し、目的に到達するための一連の手順を定めた公式の研究計画書において記述される。（NCPHS［1979］1998：23＝2001：561）

先に述べたように、この簡素な研究の定義によって、ベルモント・レポートはヘルシンキ宣言と一線を画すこととなった。先述したように、初期のヘルシンキ宣言において、研究は非治療的研究と治療的研究に区別され、治療的研究においては、治療とほぼ同等の医師の裁量権を認めていた。これに対して、レポートの「研究の定義」は、ヘルシンキ宣言が提示した二種類の研究の区別を採用せず、結果として「一般的なルールとしては、ある行為の中に、研究の要素が少しでもあるならば、その行為は被験者保護のための審査を受けるべきである」と結論付けている（ＮＣＰＨＳ［1979］1998：23＝2001：561-562）。すなわち、レポートにおいては、治療をかねている研究を「治療」のカテゴリーではなく、「研究」のカテゴリーにはっきりと区分しなおしたのである。生命倫理学者のアルバート・ジョンセンは、この「研究の定義」を全米委員会の「第一の意義」と捉え、以下のように述べる。

この〔研究の〕定義は、長いあいだ重視されていたものの、紛らわしい治療的研究と非治療的研究との区別を、暗黙のうちに撤廃している。〔全米〕委員会は最初の報告書『胎児に対する研究』においては、ヘルシンキ宣言から引き出されたこの区別を受けいれていた。その後、委員会は意図的にそれを放棄し、あらゆる「体系的研究（systematic investigation）」は、……研究計画に関するリスクを引き起こすことを認識した。（Jonsen 1998：152＝2009：198）

繰り返し述べているように、ここで提示された研究と診療の区別を抜きにして、インフォームド・コンセントや倫理委員会からなる医学研究規制システムは適切に機能しない。というのも、この区別が曖昧にされていると、医療技術の安全性や有効性が承認されているというだけで、患者が何も知らないままに研究に組み込まれたり、治療を意図しているというだけで、第三者審査が省略されたりするという事態が生じてしまうからだ。それゆえ、被験者保護という観点からは、包括的な研究定義こそがあらゆる規制システムの基礎となる。

とはいえ、その一方でレヴァインの議論によって研究と診療の境界にかかわる問題がすべて解決したわけではない。それは第一には、レヴァインの議論はあくまでも被験者保護のためのガイドラインの枠組みであり、規制のうえで概念的区別を行ったからといって、臨床現場において医師と研究者という二つの役割のあいだでの葛藤がなくなるわけではないからである。現実の臨床研究においては、研究者は「実験と治療のジレンマ（experiment-therapy dilemma）」を抱え、被験者は「治療との誤解（therapeutic misconception）」にさらされる可能性が構造的に存在し続けている（Fox & Swazey 2002: 60-83; Appelbaum et al. 1982）。それゆえ、ベルモント・レポート以降も研究と診療の区別にかかわる論点は形を変えて様々に現れてきた。本書の見るところでは、最終的にはこれらの論点はすべて、研究と診療という異なる原理に導かれた活動をどのように関係づけていくべきなのか、という問いに帰着することになる。

そこで次章では、ベルモント・レポート以降の研究と診療の境界に関する議論をレビューしながら、医学研究規制のための概念の明確化という文脈を離れて、研究と診療の本質的な関係を考察することにしよう。

第四章　臨床現場のジレンマ——ベルモント・レポート以後

本章では、ベルモント・レポート以降の研究と診療の境界にかかわる議論を概観し、現在、この両者を概念的に分離しつつも、新たに結び付けていくための枠組みが求められていることを提示する。そのさい、主に被験者＝患者側の境界認知をめぐるトピックとして「治療との誤解（therapeutic misconception）」についての論考をとりあげ、研究者＝医師側から見た境界問題として、「臨床的均衡（clinical equipoise）」をめぐる論争を検討する。あらかじめ結論を述べておけば、研究倫理確立のためには、まず研究と診療を概念的に区別し、包括的な被験者保護システムを形成する必要があるが、他方で研究倫理を医療システム全体から分離して洗練させることにも問題がある。というのも、研究規制において両者の区別を行ったからといって、「実験と治療のジレンマ」は解決しないうえ、被験者に治療上の利益を与えようとする試みは研究倫理からは正当化しえないからである。それゆえ、最終的には研究倫理とヘルスケア倫理を統合する枠組みが必要になるというのが本章の基本的な主張である。

そこで、以下では次のような手順で議論をすすめることにしたい。第1節では、ベルモント・レポートに対するキングの批判を手がかりに、規制システムにおける研究と診療の区別が必ずしも臨床現場における意思決定のジレンマを解決しえないことを確認する。次に、第2節では被験者が研究を治療だと勘違いしてしまう「治療との誤解」をめぐる議論を概観し、被験者の負担を減らそうとする臨床研究のデザイン改善が、こうした誤解を促進させてしまうというパラドクスの存在を指摘する。第3節では、こうした研究デザインの改善を研究と治療の混同として批判したミラーとブロディによる論考を検討し、研究倫理の観点からは、「臨床的均衡」が正当化しえないことを示す。最後に、医学研究の倫理を専門職倫理から完全に切り離すことの問題点を指摘し、研究と診療を関連づける新しい専門職論が必要であることを提示する。

1　革新的治療再考

研究としての革新的治療

第四章で検討したように、意図モデルと承認モデルを併用する枠組みにおいて、最終的に問題になるのは「革新的治療」の位置づけである。レヴァインはこの問題に対して、基本的には治療を意図しているが、その有効性や安全性が検証されていない治療法を「研究のように」行うことで、一定の歯止めをかけるべきだと主張した。ベルモント・レポートは基本的にこの枠組みを引き継ぎ、「革新的治療」を以下のように位置づけている。

> ある処置が新しいものであったり、検証されていなかったり、異なっているという意味において、「実験的」であるからといって、それが自動的に研究カテゴリーに入るとはかぎらない。とはいえ、ここで記述したような革新的な処置は、その安全性と有効性を確認するために、その初期段階で正式な研究対象となるべきである。（NCPHS［1979］1998：23＝2001：561）

このようにレポートの枠組みにおいては、基本的に革新的治療は研究カテゴリーに組み込まれることが望ましいとされ、「ある行為の中に研究の要素が少しでもあるならば」審査を受けるべきだとの見解が示された（NCPHS［1979］1998：23＝2001：561）。先述したように、この包括的な研究の定義に基づくガイドラインは、初期ヘルシンキ宣言のような研究規制のダブル・スタンダードを批判し、被験者にとってのリスクを公正に評価するために策定されたものであった。それゆえ前章までは、こうした研究と診療の概念的区別なしに、インフォームド・コンセントや倫理委員会という具体的な被験者保護システムの要素は機能しえないということを強調してきた。

とはいえその一方で、こうした概念定義によって、必ずしも臨床現場における「実験と治療のジレンマ」が解決するわけではないことにもわれわれは眼を向ける必要がある。そこで以下では医事法学者のナンシー・キングの革新的治療に関する論考を手がかりに、こうしたジレンマの問題を再度考察していくことにしよう。

区別の放棄

キングは、ベルモント・レポートの約一五年後に、臨床における意思決定という観点からレポートの線引きを批判し、研究と診療の区別を廃すべきだという議論を展開している（King 1995）。もちろん、キングも両者の区別が研究規制という文脈において有効であることは認めている。しかしその一方で、キングによれば、「深刻な衰弱や生命を脅かすような状況で、かつ効果的な標準的治療が存在しない状態を扱おうとしている介入に関する研究」においては、区別は有効でないという（King 1995: 10）。すなわち、HIV／AIDSや進行がんのような、抜本的な治療法の存在しない生命にかかわる病気においては、結局のところ「革新的治療[1]」と呼ばれる効果が不確定な治療法が「最後の治療機会（last chance for cure）」とみなされており、この傾向は遺伝子治療のように新規性が顕著な場合でさえ当てはまるという（King 1995: 10）。

キングは研究と診療の区別が意味を持たなかった具体的な事例として、九〇年代初頭の組み換えDNA諮問委員会[2]（the Recombinant DNA Advisory Committee, RAC）における家族性高コレステロール血症（familial hypercholesterolemia, 以下FH）の遺伝子治療に関する議論に言及している

(King 1995: 10–11)。この遺伝子治療は、患者の肝臓から肝細胞を分離して、ＬＤＬレセプターを発現する遺伝子を運ぶレトロウィルスベクターと混ぜ合わせ、その後変形した肝細胞を門脈から肝臓に再注入するというものだった。研究者たちはこの変形肝細胞が肝臓に根付き、患者の血中コレステロール値が下がることを期待して研究を行っていた。この意味において、この遺伝子治療はＦＨの完治を目指したものではなく、あくまでも既存の治療法の成功を促進するための補助的なものに過ぎず、そのリスクは不明であった。しかしながら、当時の薬物療法や食事療法の有効性は低く、肝臓移植には拒絶反応のリスクが存在していたため、いかにリスクが高くとも、この治療法を試してみたいと考える患者がいることは十分想定された。

キングによれば、この遺伝子治療の研究計画を審査した委員会における争点は、子どもの研究参加を認めるか否かであった (King 1995: 10)。というのも、通常、アメリカの研究規制においては、子どもは同意能力がないとされ、リスクのない研究か、大きな治療的利益が見込める研究にしか参加することができないと考えられているからである。それゆえ、委員会において、法学者であり、生命倫理学者でもあるアレクサンダー・ケイプロンは、大人で安全性と有効性が確認できるまでは、こうしたリスクの大きな研究計画に子どもを参加させるべきではないと主張した。しかしこうしたケイプロンの主張に対して、医師のパークマンはケイプロンが子どもを不当に差別し、こうした「革新的治療」へのアクセスの権利を侵害していると批判したという。というのも、パークマンの見るところでは、別の選択肢である肝臓移植はコストが高く、実施する可能性が極めて低いが、遺伝子治療の研究に参加することにはコストがかからないからだ。それゆえ、ケイプロンのように子どもを研究計画から除外してしまえば、子どもはＦＨ遺伝子治療という「革新的治療」を無料で受けるチャンスを失うことになってしまう。

キングは以上の議論において、パークマンが研究参加は被験者に利益をもたらすという前提のもとでケイプロンを批判しており、「革新的治療」という表現で研究と診療の二分法を避けようと試みていることを指摘している（King 1995: 10）。キングによれば、パークマンの確信には科学的な根拠は存在していないにもかかわらず、既存のＦＨ治療法が不十分であることによって、その主張は説得力を持ったという。それゆえ最終的には子どもを遺伝子治療の研究計画に参加させるべきだという見解が支持を得ることになった。というのも、委員の多くは、標準的治療法が存在しないならば、「最後の治療機会」である「革新的治療」が患者には提供されるべきだと考えたからである。(3)

キングはこうした「取り違え」の背景として、医師―患者関係の核心に存在する「患者に益を与えたい」という治療的意図の強力さを指摘し、次のようにベルモント・レポートの枠組みを批判する。

ベルモント・レポートでは、治療的な意図が、エビデンスに基づいた技術評価基準と調和して、革新的治療を評価し規制する方法を決定することが想定されていた。しかし、ここで議論した事例やその他の多くの事例からは、治療的な意図が、その決定において他の考慮を凌駕しがちであることが明らかになった。そのうえ、患者＝被験者と医師＝研究者は、治療的意図と研究的意図との混同によって苦しんでいる。研究者は、患者＝被験者に益をもたらすものだという誤った特徴づけを行って、研究への参加を要請しているかもしれない。だとすれば、彼らが研究に参加したときには同様に、患者というよりはむしろ被験者として扱われることで、裏切られたという誤解を抱くかもしれない。(King 1995: 11-12)

すなわち、キングは、革新的治療を「研究のように」おこなうべきだというベルモント・レポートの枠組みは、現実の医師―患者関係に内在する治療志向を無視していると指摘しているのである。彼女の見るところでは、この志向性は、医師と患者の関係を深いところで拘束しており、臨床医たちはそれを放棄して研究を行うことはできない。もちろんその一方で、レヴァインも指摘していたように、いくら「意図」の上では治療だとはいえ、有効性や安全性の証明されていない革新的治療の利用を無制限に認めることは、結果として患者を不必要な危険にさらすことにもなりかねない。それゆえ、キングも、ある革新的治療を採用するにあたっては、「成功の可能性が見込めるかどうか」について評価することも必要だと指摘している(King 1995: 12)。

以上の議論を経て、結論としてキングは研究と治療という二分法を破棄し、革新的治療の採用を、医師と患者の意思決定過程に委ねることを提案している。というのも、彼女の立場からすれば、『標準的』と『実験的』というラベルは、それぞれの選択の性質や、それに関する経験の総計や、その経験から収集されているリスクや成功の見込みに関するエビデンスに関する説明が与えうる情報よりも少ない情報しか患者に提供しない」からである（King 1995: 13)。すなわち、キングによれば、既存の二分法においては、すでに患者は「実験か治療か」という単純化した選択を迫られている点で、相対的に「少ない情報」しか提供されていないのである。

しかしキングによれば、もっとも重要な情報は、なぜ医師がその治療法を患者に勧めるのかという理由であり、こうした理由を「もっともらしい」とみなすかどうかは、それぞれの患者の価値観によって変わってくるという。だとすれば、医師がある治療法を患者に推薦するにあたって、その治療法が標準的か否かという情報だけではなく、なぜその治療法を推薦するのかという理由を細かく患者に説明することが必要になってくる。それゆえ、キングは、実験と治療という単純な区別を廃棄し、当事者である医師と患者の十分なコミュニケーションを促すとともに、その意思決定過程全体のなかで革新的治療を位置づける方向に向かうべきだと結論付けているのである(4)（King 1995: 14)。

ところで、こうしたキングの指摘は、革新的治療に関するインフォームド・コンセントのプロセスの充実という実践的な含意のほかにも、本書が検討してきた研究と診療の境界問題について、興味深い視点を提出している。というのも、キングによれば、制度的に研究と診療を区別して、包括的な研究規制体制を整えたからといって、必ずしも「実験と治療のジレンマ」が解決するわけではなく、場合によってはジレンマを促進しかねないとされたからである。実際、こうしたジレンマは、ベルモント・レポート制定以降も、形を変えてアメリカのなかで議論の遡上に上がってきており、アメリカの研究規制政策が転換した八〇年代以降、いっそう深刻なものになっている。

そこで以下では、八〇年代から継続的に議論されるようになった「治療との誤解」という現象をとりあげて、まずは被験者＝患者の側から見たジレンマの諸相を明らかにすることにしよう。

2 「治療との誤解」の発見

私のための治療？

「治療との誤解」という用語は、一九八二年に精神科医のポール・アッペルバウムらの公刊した論考に端を発している（Appelbaum et al. 1982）。アッペルバウムらは、プラセボ対照試験を含む精神医学研究の被験者に対するインタビューを行い、被験者の多くが研究と診療を混同していることを発見した。すなわち、ほとんどの被験者は、研究に参加することは自分の最善の利益を促進することであり、それを日常診療の連続線上にあるものとして理解していたのである。さらに、その後の研究によって、こうした「誤解」は必ずしも精神科に限らず、さまざまな領域の医学研究において存在することが指摘されている(5)。

例えば、全米人体放射線実験勧告委員会（U. S. Advisory Committee on Human Radiation Experiments, ＡＣＨＲＥ）の調査においては、一〇三人の研究被験者に対するインタビューが行われたが、多くの被験者は研究が将来の患者のための知識の増進を目的としていることを認識している一方で、研究参加を「別の治療選択肢」と捉えていることがあきらかになった（ＡＣＨＲＥ 1996：459-481）。

また、九〇年代後半に行われたシカゴ大学の調査によれば、研究の利益がほとんど存在していない第Ⅰ相試験においても「治療との誤解」は存在していることが判明した（Daugherty et al. 2000）。シカゴ大学での調査対象となったのは、抗がん剤の第Ⅰ相試験であり、こうした試験では、標準治療が有効ではなかった患者が被験者として選抜されている。[6]第Ⅰ相試験は基本的には薬物動態試験であり、薬物の有効性ではなく、毒性評価と体内動態を明らかにすることに主眼があり、がん自体に何らかの効果があることはほとんどないとされている。しかしながら、調査によれば、参加者の四分の三は、何らかの治療的効果を期待して参加しており、九割近くがその目的が毒性評価にあることを理解していなかったという。

このように、「治療との誤解」と呼ばれる現象は、様々な臨床研究の現場で確認されているが、その一方でこの誤解を解くことは困難であるとされている。というのも、アッペルバウムらの見るところでは、被験者と研究者のどちらもが、誤解を促進する心理的要因を形成しているからである。まず、そもそも被験者候補となる患者は、基本的に「研究が自分たちに直接の利益をもたらすように企画され、実行されているだろうという強い期待」を持っている（Appelbaum et al. 1982: 327-328）。こうした期待は、それまでの医師－患者関係に対する信頼が厚ければ厚いほど高くなり、目の前の医療者は私のために最善を尽くしてくれるだろうという強い確信が形成されてしまう。それゆえ、こうした状態では、患者がいくら方法論や研究手続きについて詳細な説明を聞かされたとしても、それらの意味を正確に理解することは極めて難しい。

そのうえ、さらに問題なのは、研究者＝医療者側にも「治療との誤解」を解くインセンティブが働かないことである。というのも、アッペルバウムらが適切に指摘しているように、「結局のところ、利益がもたらされる可能性が、被験者が研究計画への参加を同意するうえでの最も強力なインセンティブになっている」からである（Appelbaum et al. 1982: 329）。すなわち、研究者からすれば、被験者候補者がそれまでの医師－患者関係の連続線上で研究を捉え、治療効果を期待して研究参加の意思決定を行うことは、研究を推進する上では必要な「誤解」なのである。それゆえ、研究参加を促進し、数多くの被験者を登録したいと考えている研究者にとっては、被験者の誤解は、むしろ望ましいものだということになる。(7)

このように、「治療との誤解」をめぐる議論は、研究規制システムにおいて研究と診療の概念的区分が設定された後も、両者のジレンマは解消されえないことを明らかにしている点で注目すべき論点を含んでいる。しかもさらに興味深いことに、こうした誤解は、単に医師と患者の心理的要因に起因しているだけではなく、八〇年代以降の政府の規制政策の変化と関連しているとも指摘されているのである。

集合的な「治療との誤解」

医事法学者のレベッカ・ドレッサーは、「治療との誤解」に関するレビュー論文のなかで、一九八〇年代後半以降の社会的変化が「誤解」をいっそう深刻なものにしていると指摘している（Dresser

2002)。彼女はこれらの要因を、医薬品産業のプロモーションや患者の権利擁護運動など、複数の視点から記述しているが、ここでは政府の規制政策の転換について論じている箇所に注目したい。ドレッサーは、こうした規制政策変化の背景には、研究に対する社会イメージの変化が存在しており、それによって誤解はいっそう促進されていると指摘している。

次第に、研究はより肯定的なイメージを獲得し、実験的な介入へのアクセスは主要な公的関心になってきた。人々はもはや研究を「市民がそこから守られるべき潜在的には危険な企てではなく、時には市民に与えられていない利益をもたらす実践」ととらえていた。不幸なことに、アクセスへの新たな強調は、治療との誤解を促進するという否定しがたい副作用をもたらすことになった。(Dresser 2002: 280)

ドレッサーによれば、こうした「アクセスへの新たな強調」の第一段階は、八〇年代後半から九〇年代前半にかけて起きた食品医薬品局（ＦＤＡ）の政策の変化にある（Dresser 2002: 280-281)。というのも、この時期に、ＦＤＡは新薬の認可手続きの遅さと煩雑さを厳しく批判されるようになっていたからである。この過程で大きな役割を担ったのが、ＨＩＶ／ＡＩＤＳ活動家たちである。一九八五年に初の治療薬であるＡＺＴが臨床試験に入り、効果が見込めそうだと評判になるやいなや、彼らはＦＤＡの悠長な承認手続きを批判し始めた。(8) その結果、一九八七年にはＦＤＡはＡＺＴのような生命にかかわる病気の薬に限って、安全性と有効性のデータが揃う前に、治療用として薬を利用できるルールを新たに設定することとなった。いわゆる「治療用IND規則」の制定である。さらに一九九二年には、FDAは深刻な病気にかかわる薬の認可手続きを迅速化する規則を制定し、有望な薬に対しては比較試験以外にも患者の使用を認める「パラレル・トラック」の実施を決定した[9]。

次の段階は、FDAと国立衛生研究所（NIH）による女性とエスニック・マイノリティを研究に参加させるためのガイドラインの制定によってもたらされた（Dresser 2002: 281）。先述したように、七〇年代の規制システムの前提は社会的弱者の保護にあり、従来、女性やマイノリティは特に厳重に研究リスクから保護される必要があると考えられてきた。しかし、研究の恩恵が強調されるようになるにつれて、こうした集団を排除することは研究の生み出す利益からマイノリティを遠ざけているという認識が高まり、行政機関の方針も変更をせまられることになる。こうした流れを受けて、FDAは、一九九四年に、妊婦を新薬試験の初期段階から排除するという規則を廃止し、NIHは研究においてジェンダーとエスニシティの多様性を求めるガイドラインを策定した[10]。

ドレッサーの指摘する第三の変化は、九〇年代後半に行われた研究アクセス改善に関する政府の取組みである（Dresser 2002: 281-282）。一九九七年に議会は、多くの患者が医師から研究参加の情報提供を受けていないという認識のもと、保健福祉省（DHHS）に臨床試験に関するデータベースを構築するよう指導した。この結果生まれたのが、NIHのウェブサイト（ClinicalTrial. gov）であり、そこでは現在行われている臨床試験の情報に加えて、ランダム化やプラセボといった研究手法についても詳しい解説が掲載されている。しかしその一方で、ドレッサーのみるところでは、このウェブサイトでは研究中の介入を「新たな治療（法）」と呼んだり、研究参加の治療上の利益を強調したりする傾向があるという（Dresser 2002: 282）。

最後の変化は、臨床試験参加への保険支払いである。一九九〇年代まで、保険会社は、研究者の実験的介入のためのコストを負担することは拒否していたが、研究費は研究以外の日常診療をカバーしないため、患者は臨床試験に参加できなくなる可能性があった。そこで、一九九〇年に複数の州は生命にかかわる病気の場合には保険会社がそれをカバーするよう要求する法を制定し、二〇〇〇年にはクリントン大統領は、すべてのメディケア受給者が臨床試験にアクセスできるような措置を命じた。

ドレッサーは、以上の変化を総括して、臨床試験への患者の参加機会の増大の一方で、こうした試験が独特のリスクを有しているという理解は弱まり、ほとんど日常診療との境界が存在しないかのような印象がもたらされたとしている（Dresser 2002: 284）。それゆえ、彼女の見るところでは、「治療との誤解」の要因は、もはや個々の医師—患者関係だけには還元できず、社会全体が「誤解」を促進する方向に変化してきていることにも起因するとされている（Dresser 2002: 276）。

しかし、ドレッサーの見るところでは、こうした「集合的」な誤解には、真の意味でのインフォームド・コンセントを掘り崩してしまうという意味で大きな問題がある（Dresser 2002: 285）。というのも、研究倫理の第一の原則である「人格の尊重」の観点からは、研究対象者は十分に情報を与えられた上で、自発的に研究参加の意思決定を行うことが望ましい、とされているからである。しかしながら、「治療との誤解」が存在する場合には、「参加者はその経験についての歪められた理解に基づいて研究に加わることになる」(Dresser 2002: 286)。特に、進行がんや他の終末期患者の場合には、残された時間を家族と過ごしたり、遣り残した仕事に取り組んだりする代わりに、研究参加のための入院や検査に費やしてしまうかもしれない(Dresser 2002: 287)。ドレッサーのみるところでは、治療上の利益がほとんど存在しない抗がん剤の第I相試験などの場合は、こうした倫理的問題はそれだけ大きなものとなる。

それゆえ、これまで研究倫理の議論においても、治療との誤解そのものは解決すべき倫理的な問題とみなされてきた。ところがドレッサーによれば、近年のいくつかの研究倫理に関する議論は、こうした解決の努力を無に帰すような方向に発展してきているという。

研究倫理のパラドクス

ここでドレッサーが念頭においている「研究倫理の発展」とは、具体的には大きく以下の二つのトピックを指している(Dresser 2002: 287)。第一は、研究参加者が研究と治療の区別をつけることを困難にするような研究デザインの変更であり、第二は、特定の場合においては「治療との誤解」は倫理的に受容可能であるとする研究者たちの主張である。前者には、例えば、プラセボ対照群を必要としない試験デザインであったり、それまでの治療との連続性を極端に断ち切らない方法の採用であったり、有効だと判明した場合には臨床試験後に新薬を被験者に提供する試みが含まれている。言い換えるならば、これらは被験者の負担をなるべく減らし、治療上の利益を最大化しようとする試みである。

これに対して、後者を代表するのが、一九九九年のロバート・トゥルオグらの論文であり、特定の条件下においては、インフォームド・コンセントなしに被験者を研究に参加させることは倫理的に許容されるという議論である（Truog et al. 1999）。トゥルオグらは、この論文において「研究者とＩＲＢがある研究のリスクと負担が通常の治療に関係したそれらと『十分に近似している』と判断した場合には」患者の同意は必ずしも必要ないと主張し、広範な論争を引き起こした（Dresser 2002: 289）。

ここでは、この両者について詳細な紹介を行うことはしないが、ドレッサーは後者に関しては厳しい批判を加えている（Dresser 2002: 289-290）。というのも、ある意味ではトゥルオグらの立場は、これまでにも繰り返されてきた、社会的な利益と個人的な負担を天秤にかけて、前者を重く見るという研究者にとって都合の良い「医療倫理」の焼き直しに過ぎないからである。トゥルオグらは被験者の同意取得義務が価値ある研究を妨げているうえ、ほとんどの被験者がランダム化やプラセボの意味を理解できないという現状を紹介して、リスクのほとんどない研究において同意取得義務は不要であると主張している。すなわち、彼らの立場からすれば、合理的な判断ができる人間であれば、どちらを選ぶかに関して選好が存在しないと想定されるような治療法の比較試験においては、本人の意思確認は必要がない、ということになる。

しかしドレッサーも指摘しているように、こうしたトゥルオグらの提案は、本来は異なるはずの個人の選好を無視して、参加の意思決定をいわゆる「合理人」の判断に任せようという点で、「人格の尊重」原則を侵害している。そのうえ、ここでいう「合理人」判断は研究者とIRBによって担われるとトゥルオグらは想定しているが、IRBには外部委員が存在しているとはいえ、そのメンバーの多くは研究者側の人間である。それゆえ、ドレッサーは研究推進の側に立つ人間が、被験者の選択を代弁するというのは一種の利益相反（conflict of interests）ではないかと批判している[11]（Dresser 2002: 290）。

これに対して、第一の研究倫理の発展に関しては、ドレッサーの評価はアンビバレントなものである。すなわち、研究に参加する患者の利便性を図り、なるべく負担を減らそうとするこれらの試みは、それ自体としては「道徳的に正当化される」ものである（Dresser 2002: 287）。しかしながらその一方で、こうした試みが研究を通常の治療行為に近づけようとすればするほど、「その間接的影響として治療との誤解を促進する」という結果が生まれてしまう（Dresser 2002: 287）。したがって、ドレッサーはトゥルオグらのように「治療との誤解」を許容しようとする議論は退ける一方で、これらの臨床試験のデザインの変更については、以下のように述べるに留めている。

> その変化はまた、研究者と医師が研究と治療を混同する傾向を加速させた。皮肉なことに、研究のリスクを最小化し、試験の参加者への利益を高めようとする試みは、治療との誤解を減少させようとする努力を台無しにしかねない。（Dresser 2002: 288, 強調は引用者）

実はこのドレッサーがアンビバレントな評価を下した研究デザインの「改善」こそ、次節で議論する医師＝研究者側での「実験と治療のジレンマ」を解消しようとする試みに他ならない。というのも、繰り返し述べているように、臨床研究においては、医師が自らの治療義務に忠実に従おうとすればするほど、「実験と治療のジレンマ」は深刻なものとなってしまうからである。それゆえ、「治療との誤解」を解き、被験者が臨床研究の文脈を適切に理解する方途を探る一方で、研究者側は被験者への治療上のメリットを増大させ、自らの役割葛藤を多少なりとも解消しようと試みることになる。しかし「皮肉なことに」、こうした後者の試みは時として、前者の試みを掘り崩してしまう危険性を持っている。ドレッサーの「戸惑い」の背景には、以上のようなジレンマが存在しているのである。

そこで次節ではこうした役割葛藤の解消法のなかでも最も影響力のあった「臨床的均衡」をめぐる論争をとりあげ、医師＝研究者の側からみた研究と診療の境界問題について、さらに詳しく検討を加えることにしよう。

3　臨床的均衡論とその批判

フリードマンの臨床的均衡論

そもそも医師という職業には治療・研究・教育といった複数の役割遂行が期待されている以上、医師＝研究者側での「実験と治療のジレンマ」は、まったく新しい現象というわけではない。とはいえ、医学研究が大きく発展し、研究能力が医療専門職コミュニティでの評判を左右するようになった現代においては、このジレンマはかつてよりも深刻なものになっている。そのうえ、現代の臨床医学研究は、ランダム化比較試験（ＲＣＴ）の導入によって、治療と研究のあいだの溝を深いものにしてしまった。というのも、ＲＣＴはその本質的な構造として、被験者を無作為に二つの治療法（またはプラセボ）に振り分けるという点で、従来とは異なるリスクの分配構造を有しているからである（本書第二章）。

それゆえ、多くの臨床研究に取り組む医師たちは、ＲＣＴの生み出す科学的成果を保持しつつも、その運用にあたって、患者になるべく負担をかけず、自らの医師としての治療義務と研究が調和しうるような方途を探ってきた。実際、先にドレッサーが挙げていた「研究倫理の改善」案はどれもこうした想定に基づいている。例えば、そのなかの一つであるマシュー・ミラーの論考は、抗がん剤の第I相試験において通常の毒性試験のような低用量ではなく、何らかの治療効果が見込めるような高用量試験を許容すべきだと主張している（Miller 2000）。先述したシカゴの調査にあったように、抗がん剤の第I相試験は、医師＝研究者たちが特に強く「実験と治療のジレンマ」を感じるケースであるが、同じようなジレンマはあらゆるタイプのＲＣＴにも内在している。それゆえ、ＲＣＴが開発された当時から、医師＝研究者たちはこのジレンマを解決しようと様々な試みを行ってきた。

そのなかでも、最も大きなインパクトを研究者コミュニティに与えたのが、カナダの哲学者ベンジャミン・フリードマンが提唱した「臨床的均衡」と呼ばれる概念である（Freedman 1987）。その骨子は、どちらの群に振り分けられても利益が変わらないと予想される場合にのみRCTは倫理的に許容されうる、というものである。すなわち、ある治療法Aの有効性を評価したいと研究者が考えた場合に、Aよりも劣っていると考えられる治療法Bとの比較試験を行うならば、ランダムにBに割り振られた被験者は明らかに損失が大きい。それゆえ、臨床的均衡の枠組みにおいては、RCTは、二つの治療法（またはプラセボ）のあいだで、どれが優れた治療法なのかは分からない状態、すなわち、効果が等しく不確実な状態で行わなければならない。フリードマンはこの状態を指して「臨床的均衡」が成立している、と考えたのである。哲学者の出口康夫はこの概念について以下のような簡潔な整理をしている。

> ここで言う医療平衡〔＝臨床的均衡〕とは、比較される治療法の一方が優れているという「よい証拠（good evidence）」が前もって得られておらず、どちらの治療法がより優れているかについて医者が知識（knowledge）を持っていない、即ち無知（ignorant）であるような状態のことを指す。つまり、「どちらの治療法の方がよいか」に関して、医者の知識が宙ぶらりんの平衡状態にあるような状態である。（出口 2005: 57）

言い換えるならば、臨床的均衡論に従えば、二つの治療法の有効性や安全性を比較する場合に、どちらかの選択肢が優れているという見込みがあるのならば、RCTを行うことは許されないということになる。なぜならば、医師の治療義務は患者の最善の治療法を提示することであり、すでにどちらかが優れていることが分かっている治療法に無作為に割り当てられる試験に患者をリクルートすることは、こうした治療義務に反すると考えられるからである。このように、臨床的均衡論は医師＝研究者側からみて、少なくともどの患者＝被験者も明らかな損失を被ることがないように試験デザインを調整することで、「実験と治療のジレンマ」を克服しようとしたのである。

もっとも、臨床的均衡に類似したアイデアは、ＲＣＴの開発者であるヒル自身がすでに提示していたとされており、(12) ＲＣＴの倫理について古典的な議論を行ったチャールズ・フリードも「均衡」という言葉を用いてこの問題を検討していた。しかしながら、フリードマンの均衡論は、ＲＣＴを行う際に二つの治療法の「つりあい」がとれているか否かの判断の帰属先を医療者コミュニティに求めた点で革新的であったとされている。言い換えるならば、従来の均衡論においては、二つの治療法のうちどちらかが優れているとその医師個人が考えたならば、均衡は成立せず、ＲＣＴの実施は非倫理的なものになると想定されていたのである。

しかし、均衡状態をこのように想定してしまえば、現実には医師のあいだで様々な治療法に対する個人的な選好が存在しているがゆえに、ほとんどのＲＣＴは実施できないことになってしまう。そこでフリードマンは、均衡の成立を個人としての専門職ではなく、医師集団としての専門職の判断によるものへと定義し直すことで、均衡論を現実的なものに変容させることに成功した。すなわち、フリードマンの均衡概念は「経験豊かな臨床家のあいだで、どちらの治療が好ましいかについての真の不一致が存在する」状態を指しており、医療者個人の「不一致」を問題としない（Freedman 1987：144，強調は引用者）。このように均衡概念を捉えた場合、個々の医師にとっては、二つの治療法に対する選好があったとしても、それはＲＣＴの実施を妨げないことになる。

フリードマンの見解は瞬く間に医師＝研究者のコミュニティに浸透し、ＲＣＴの基本的な実施要件の一つと考えられるようになった（出口 2005：58）。医師＝研究者たちは、均衡が維持されている場合には、被験者に対して二つの治療法のどちらに振り分けられても損失を被ることはないと説明することが可能となり、医師の治療義務を裏切ることなくＲＣＴを行うことができる、と考えたわけである。

「類似性見解」批判

ところが二〇〇三年に、哲学者のフランクリン・ミラーと、医師であり、生命倫理学者でもあるハワード・ブロディが、臨床的均衡論は研究と診療を混合する「類似性見解（similarity position）」に立っていると批判したことによって、再び均衡論をめぐる論争は活性化することになる（Miller & Brody 2003）。彼らによれば、均衡概念はベルモント・レポートが前提としていた研究と診療を区別する「相違性見解（different position）」とは相容れない前提の下に組み立てられており、「研究者の心理的ニーズ」を満たすだけの論理的なごまかしにすぎない（Miller & Brody 2003：24）。

ミラーとブロディは、こうした批判を開始するにあたって、二〇〇〇年に行われたハーブ[13]のうつ病への効果に関するRCTを題材としてとりあげている（Miller & Brody 2003：19-20）。このRCTでは、国立衛生研究所（NIH）の支援の下、三四〇人の被験者に対して、プラセボまたはセルトラリンと呼ばれる抗うつ薬との多施設試験が行われた。結果として、ハーブも抗うつ剤もプラセボ対照で有意な結果が得られず、両者がともに治療効果が疑わしいことが明らかになったという。

しかし、この研究は臨床的均衡を重視する一部の研究者からは厳しく批判されることになった。というのも、このRCTが実施された時点では、医療者コミュニティにおいてセルトラリンを含む抗うつ剤は、プラセボやハーブより優れていると考えられており、均衡が成立していなかったからである。特に批判されたのが、RCTを行う時点では、抗うつ剤という既に確立した治療法が存在していたにもかかわらず、プラセボ対照群を設けて患者を割り振ったことである。

しかし、三つの治療法を比較した研究者たちの立場からすれば、プラセボ対照でなければ、ハーブと抗うつ剤がともに有効な治療法ではない、という知見は得られなかったことになる。というのも、プラセボ群が存在しなければ、ハーブと抗うつ剤はともに有効な治療法だという結論が導かれていたからである。それゆえ、施設内審査委員会（IRB）はこの研究を正当なものとみなし、批判者が言うような倫理的問題はないと判断していた。ミラーとブロディはこのIRBの見解を支持し、少なくともこのケースに関しては、「証明された効果的な治療法が存在する場合にプラセボを利用することは、倫理的に正当化されうる」と主張したのである（Miller & Brody 2003：25）。というのも、彼らのみるところでは、プラセボ利用批判の根拠となっている臨床的均衡論が、そもそも研究と診療の混同という重大な誤りを含んでおり、そうした想定によってプラセボ利用を倫理的に批判することはできないからである。

確かに臨床的均衡論は「医療ケアと科学的実験のあいだの架け橋」を自認し、均衡を保つことで「医師の治療義務を犠牲にすることなく、ＲＣＴを行うことが可能になる」と主張している（Miller & Brody 2003: 20）。しかしミラーとブロディによれば、この想定はそもそも研究者に治療義務を負わせるという点で、研究と診療という異なる文脈を取り違えており、その結果、研究者側の「治療の誤解」を生み出しているのである（Miller & Brody 2003: 20）。この意味において、彼らの見るところでは、臨床的均衡論は「実験と治療のジレンマ」を解消するものではなく、単にそのジレンマを隠蔽するものに過ぎない。というのも、先述したように、研究と診療を連続線上に捉えた場合には、研究に固有の倫理は消滅してしまい、例えば、被験者から日常診療とは別にインフォームド・コンセントを得ることも正当化されなくなってしまうからである。それゆえ、ミラーとブロディはレヴァインの学説とベルモント・レポートの枠組みを再度強調しながら、研究者に治療義務を負わせるフリードマンの枠組みを厳しく批判していくことになる。

この批判の骨子になっているのが、研究と診療の関係をめぐる「類似性見解」と「相違性見解」という二つの相容れない視点の存在である。臨床的均衡論が依拠する「類似性見解」においては、「究極的には、臨床試験の倫理は、治療的医療の倫理の根底にある同じ道徳的考察に依拠すべき」だと考えられている（Miller & Brody 2003: 21）。その一方で、ミラーとブロディがよって立つ「相違性見解」によれば、「臨床医療は個々の患者に最適の医療ケアを提供することが目的である」のに対し、「臨床研究は、主に現在の研究参加者に対する実験から引き出された科学的知識によって、将来の患者の医療的善を増進すること」を目的としており、両者は異なる倫理的基盤を必要としている（Miller & Brody 2003：22）。

それゆえ、相違性見解の研究倫理は、「臨床研究には、率直に言ってしまえば、功利主義的な目的が存在しており、研究参加者を『搾取』しかねない側面が常に存在している」ことを認めたうえで、こうした搾取を最小限に抑えるために構築されている（Miller & Brody 2003：22）。実際、ベルモント・レポート以降の連邦の規制政策は相違性見解に立っており、もし類似性見解に立つならば、研究独自の倫理は必要がないことになる。それゆえ、もし研究に固有の倫理を認めるのであれば、われわれは相違性見解に立つ他はない。(14)

こうした相違性見解に立った場合に、もし先のハーブと抗うつ剤のようなプラセボ対照試験が倫理的に批判されるとすれば、それは研究者がその時点で最適とされている治療を被験者に提供していないからではない。むしろそれは、許容できないようなリスクを被験者に押し付けている場合にのみ批判されるべきである。というのも、研究と治療が異なるものであるならば、医師ではなく研究者には、被験者を治療する義務は存在しないからだ。ところが、臨床的均衡論は、医師ではなく研究者にまで「治療義務」を拡大してしまい、それによって、研究と診療の区別を曖昧にし、臨床研究に潜む固有の搾取危険性に目隠しをしてしまっている。この意味において、均衡論に訴えることは、搾取のリスクを適切にマネージできないという意味で、理論的に間違っているだけではなく、被験者保護の観点からも不適切な試みなのである。

分断される医療倫理

以上のミラーとブロディの批判は、「治療との誤解」の解決と、臨床的均衡の成立とが論理的に両立しえないことを示した点で、画期的なものであった。この点において、先に見たドレッサーの「治療との誤解」批判は不徹底なものであったことになる。というのも、ミラーとブロディの主張するように、研究と診療の区別を研究倫理の基礎とみなす「相違性見解」を採用した場合、臨床的均衡論のように研究を日常診療と調和させようとする試みは、何であれ徹底的に批判されるべき対象となるからである。それゆえ、もしドレッサーが徹底した相違性論者ならば、類似性見解に依拠した一連の臨床試験デザインの改善の試みは、臨床的均衡論と同様に「道徳的に正当化できない」と主張すべきであった。

しかしながら、ドレッサーは一方で研究と診療の区別を曖昧にする「治療との誤解」の解決を主張しながらも、他方で研究を診療に近づけようとする試みそのものは批判しなかった。それゆえ、ミラーとブロディの立場からすれば、ドレッサーはこの時点で、「相違性見解」に、それとは矛盾する「類似性見解」を接木していたことになる。ミラーとブロディによれば、この二つの見解は根本的に矛盾するものであり、両方を採用することはできない。だとすれば、ドレッサーが研究と診療の区別を強調している以上、彼女はその区別を曖昧にするような試みはすべて批判すべきだ、ということになるだろう。[15] この意味において、ミラーとブロディの類似性見解批判は理論的に一貫したものである。ところがこうした理論的洗練の一方で、徹底した相違性見解の帰結は、被験者の側からみれば、必ずしも実践的に好ましい帰結を生み出さないことも確かである。というのも、相違性見解は被験者の搾取に対しては敏感ではあるものの、患者としての被験者の利益に対しては基本的な配慮を欠いてしまうからである。現実には、被験者の多くは患者でもあり、二つの役割は同じ人間によって遂行されている。それゆえ、いくら概念的に研究と診療を分離しなければならないとはいえ、両者を関係のないものと想定してしまうと、均衡論以外にも様々な研究倫理における被験者保護の取組みが、不要なものへと転化してしまう。

例えば、現在議論になっている研究倫理のトピックの一つに、臨床試験後の治療の提供というテーマがある。すなわち、ＲＣＴに協力した被験者、特にプラセボなどの対照群に割り振られた被験者は、試験が終了し、新薬が有効だと分かった時点で、その恩恵を受けるべきだ、という主張である。こうした「試験後の利益（post-trails benefits）」提供の発想は、二〇〇〇年版のヘルシンキ宣言においては、以下のように記されていた。

第三〇項　研究終了後、研究に参加したすべての患者は、その研究によって最善と証明された予防、診断及び治療方法を利用できることが保障されなければならない。（ＷＭＡ［2000］2003：34

＝2003：30）

この条項[16]は、二〇〇〇年の改訂時に、発展途上国の理事の発言によって盛り込まれたものであり、途上国での臨床試験を想定した場合には直感的には倫理的に正当化可能だと考えられる。[17]というのも、先進国がスポンサーとなって、途上国で臨床試験を行う際には、搾取的な研究が遂行される危険性があるからである。例えば、先進国で必要とされる薬の開発のために、人件費が安く、規制の緩い途上国で臨床試験を行い、試験終了後にはデータだけを持ち帰るというような研究がこれにあたるだろう。それゆえ、臨床試験後のケアを研究に組み込むことによって、研究の実施を途上国のヘルスケア体制改善に結び付けていくことは、こうした搾取を最小限に抑える一つの方途であると考えられてきた。

ところが、厳格な相違性見解からすれば、こうした試験後の利益提供は、研究と診療（ないしは研究と開発）を混同させるものであり、臨床的均衡論同様、正当化しえないことになる。というのも、研究後であれ前であれ、研究者には治療義務を課さないというのがミラーとブロディの基本的な主張であったからである。それゆえ、相違性見解の枠組みを純化していけば、研究デザインが適切であり、被験者が研究と診療の違いを理解している限り、あらゆる研究は患者への治療とは無関係に行ってよい、という帰結が導かれることになる。すなわち、相違性見解に立つ限りにおいて、試験デザインとは別に、被験者の治療上の利益を意図的に増大させるような試みは、すべて放棄せざるをえない。

さらに、研究と診療を無関係に行うという議論を真に認めてしまえば、実は臨床医による被験者のリクルートさえも正当化しえなくなってしまう。例えば、ミラーは被験者リクルートについて考察した他の論文において、臨床医が研究参加に関する情報を患者に提供すべきか否かという問題をとりあげている。彼らの結論は、基本的には、患者の「治療との誤解」に注意しながら、医師は適切な情報提供を行うべきだというものであり、「患者が臨床試験に参加することを推薦することはまた、科学的に制御された実践《プラクティス》としての医学の進歩に寄与しうる」と指摘している（Chen et al. 2003: 670）。

しかし、もし相違性見解を徹底させるならば、研究者が患者に対する治療義務を負わないのと同様に、臨床医は研究の進捗に対する責務も負わないことになる。それゆえ、臨床医は被験者リクルートに協力すべきではなく、両者は全く無関係に進められるべきだということになってしまう。言い換えるならば、患者が試験に参加することで医学が進歩するのだから、臨床医も被験者リクルートに協力すべき、という言い方は、ミラーとブロディが批判したのとは逆に、日常診療の倫理に研究倫理を密輸入していることになりかねない。

専門職倫理の再構築

以上の考察から明らかになってきたのは、結局のところ、研究と診療の区別は重要であり、「治療との誤解」は正されるべきであるが、だからといって研究と診療が無関係に行われるべきではない、ということである。つまり、「相異なる」ということは、必ずしも「分離しなければならない」ということを意味しておらず、研究と診療を分離しつつも、関係づけるという道は否定されていないのである。

実はこの点は、ミラーとブロディの臨床的均衡論批判に即しても主張しうる。というのも、彼らが批判しているのは、専門家のあいだで不確実性が存在していることと、患者＝被験者が最善の治療を受ける権利があることが論理的に独立しているにもかかわらず、フリードマンのなかでは両者が不可分一体のものとなってしまっている点にあったからである（Miller & Brody 2003: 28）。言い換えるならば、彼らが問題にしているのは治療の倫理によって、研究の倫理を正当化することはできない、ということに他ならない。これは先に述べたように、研究と診療を別個の論理を有するものとして区別しつつも、両者を適切に関係づけていくことを否定する論理ではない。

それゆえ、もしこの両者の関連付けそのものを否定するならば、医師と研究者は違う職種が担う、別個の仕事として、今後は実際上も分離していく道を選ぶしかない[18]。しかし、ミラーとブロディは必ずしもそうした役割の分離を主張しているわけではなく、現実には役割葛藤を適切にマネージするための処方箋を示しているに過ぎない[19]。その一方で、彼らの相違論をつきつめると、そもそも両者の役割を分離する方がもっともであるという結論が導かれかねないのである。実際、この点に関連して、先のミラーとブロディの論文のコメントとして、生命倫理学者のジョナサン・モレノが以下のような興味深い指摘をしている。

最後に、治療の倫理と研究の倫理が完全に異なるものだというミラーとブロディの主張は、おそらく正しい。しかし、実際には、医療専門職は古代から、医療ケアと実験（時には、特定の患者に焦点があり、時には知識の拡大を目指したもの）を密接に関連したもの（inextricably related）と考えてきた。治療と研究の区別が確立する以前から、ヒポクラテスからルネサンスの法廷に至るまで、時の権威者たちは全く新しい診療に対しては、十分同僚と相談するよう要請してきた。もしミラーとブロディが正しいならば、治療者としての医師と科学者としての医師とのあいだの緊張は、倫理の再考以上に、医療専門職の修正（revision）を要求していることになる。（Moreno 2003: 7）

ここでモレノは、ミラーとブロディの「正しさ」を認めながらも、歴史的には両者は同じ医療専門職の役割として「密接に関連したもの」と認められてきたことを示している。それゆえ、ミラーとブロディの主張する相違性見解を推し進めるならば、最終的にはこうした専門職のあり方そのものを問い直すことになるだろうと指摘しているのである。これは逆に言えば、医療専門職として、研究と診療という性質の異なる二つの活動を、そのなかにどのように統合していくのか、という古くからある課題と、臨床的均衡論をめぐる議論が実は同じ主題を背景に持っていることを示している。

これはある意味奇妙な提案である。というのも、これまで確認してきたように、そもそも研究と診療が分離するような社会構造を背景として、現代の研究倫理は成立してきた。その点で、研究倫理は通常の専門職倫理を超えるものとしてこれまで構想されてきたのである（相違性見解）。しかし研究倫理の議論が発展していくに従って、むしろ研究倫理を包み込んだ形で専門職倫理を再構築する道が示されるようになりつつある（新たな類似性見解）。ではそれはどのようにすれば可能だろうか。次章では、研究倫理の発展を専門職論の観点から再度捉え直した時に何が見えてくるのかを明らかにすることで、本書の考察の締めくくりとしたい。それはある意味では既存の研究倫理の枠組みを超えた議論となる。

第五章　専門職論からの視点——アポリアを乗り越えるために

本書ではここまで、研究倫理が伝統的な医療倫理から分離して発展し、その結果、ある種のアポリアに陥っている状況を確認してきた。第四章でもふれたように、一九九〇年以降の研究倫理において熱心に議論されてきた途上国における臨床研究をめぐる議論において、この問題はいっそう深刻化している。そこには、「研究と診療の混同」ならぬ「研究と開発の混同」が批判されつつも、開発なき研究の非倫理性が問われるという複雑な論争状況がある。「臨床試験もまた医療だ」というプラカードを立てて歩いたHIV／AIDS活動家の主張もまた、この論争と同一の地平にある。確かに研究と治療は異なる活動かもしれないが、その両者が無関係に行われていいはずはない、というのがその根底にある問いである。

第四章で示したのは、これらの問題が、結局のところ医療専門職のあり方そのものに関わっている、ということであった。従来の医療倫理はもっぱら目の前の患者の利益を追求する臨床医の倫理として構築されていた。これに対し、新たに誕生した研究倫理は、被験者のリスクを最小化しつつも、むしろ将来の患者の利益を追求する医学研究者の倫理を提示した。しかし、そもそも臨床研究を行うのは患者の診療に従事している医師であり、治療者としての役割と研究者としての役割は、実態としては表裏一体である。「被験者」として臨床試験に参加する「患者」にとっても事態は同様であることは言うまでもない。だとすれば、現在必要なのは、議論の階梯を一つ上げて、専門職のあり方というより広い視野から研究倫理の課題を捉え直すことではないか。

しかしその一方で、専門職論の視点をそのまま研究倫理に導入しようとすると、直ちに困難が生じてしまう。というのも、一般的な専門職論においては、専門職の職務として「研究」という活動が焦点化されることはほとんどないうえ、研究倫理の「両輪」として発展してきた倫理委員会やインフォームド・コンセントという社会的装置は、「専門職の自律（professional autonomy）」を脅かすものだと考えられてきたからだ。つまり、被験者の同意や倫理審査は、研究者の「自治」への不信から生まれた、という理解がそれである。

そこで本章では、専門職論の中でも異色の主張を行っているパーソンズの専門職複合体論（professional complex）に注目し、そこに現在の研究倫理が関わる課題に応える新たな専門職論の可能性を見出すことにしたい。もちろん、パーソンズの論考自体は、一九六〇年代に提示されたものであり、現在の視点から見て不十分な点があるのは否めない。しかしその一方で、彼の議論はその特異性ゆえに、現在の研究倫理のアポリアを乗り越える上で重要な示唆を与えてくれる可能性がある。

以下ではまず、一般的に専門職論が、どのような意味で研究倫理の問題に十分対応しきれていないのかを、ベンソンの議論を参照しつつ明らかにすることから議論を始めたい（第1節）。そのうえで、パーソンズの専門職複合体論の概要を紹介する。専門職複合体論の特徴は、それが研究と教育という機能を含みこんだ形で専門職の機能を再定義している点と、専門職の自己規制の不可避性を改めて明らかにしている点にある（第2節）。とはいえ、その自己規制のあり方は、従来の専門職論と同じもののではない。専門職複合体論の自己規制メカニズムは、クライエントや他の専門職に「開かれたもの」であり、この点で伝統的な「閉じた」自律モデルとは一線を画している（第3節）。本章では以上のような新たな自律のあり方を「開かれた自律」[1]と呼び、それが新たな専門職倫理の可能性を提示していることを示す（第4節）。

1　医学研究を監視するのは誰か

専門職論の困難

先述したように、専門職論から研究倫理の問題にアプローチする際の最初のネックは、従来の専門職論が「研究」という活動をそもそも念頭においていない、という点にある。すなわち、専門職の機能はもっぱらクライエントに対するサービスの提供にあり、研究や教育はあくまでもそれに付随した活動である、という理解がそれである。この傾向は、医師・弁護士・聖職者といった古典的専門職の場合は、いっそう顕著となる。医師の職業倫理は、あくまでも診療の場面を想定して作られたものであり、通常、研究の文脈は捨象されている。(2) 例えば、古典的な医療倫理を体現しているとされる「ヒポクラテスの誓い」を見ても、そこに記されているのは専ら「私の患者」（および同業者）への責務である。それゆえ、専門職論から研究倫理の問題にアプローチするためには、専門職の活動全体の中に、「研究」という営みをどう位置付けるのか、その点がまずもって問われることになる。

くわえて、さらに深刻な問題がある。それは、従来の専門職論が、専門職が専門職たる所以を、その自己規制メカニズムに見出してきた点にある。一般的に、専門職のメルクマールは、「仕事に対する正当化された統率力」の存在にあるとされる（Freidson 1970：82）。それはすなわち、その職務内容と成員資格について、外部からの干渉を排し、自ら決定することができる能力のことを指す。歴史的に見れば、こうした「専門職の自律」の妥当性は、専門職団体による品質管理という形で達成されてきた（市野川 1996）。こうした自己規制メカニズムが十分に機能している限りにおいて、専門職は外部からの干渉を免れうる、というのが専門職論の基本的な構図である。

しかしながら、すでに本書でも見てきたように、研究倫理の文脈においては、こうした古典的な「専門職の自律」は、もっぱら否定すべきものとして批判されてきた。全米最大の人体実験スキャンダルとなったタスキーギ梅毒研究では、ルールを策定する側の行政機関が、ルールから外れた非倫理的研究を行っていることが明らかとなった。ビーチャーの告発では、一流の研究機関に所属する一流の研究者が非倫理的研究を行っており、人々は医学研究者の良心にのみ頼ることの疑わしさを認識するようになった。このように、現代的な研究倫理が発展してきた背景には、研究者の自己規制能力に対する社会からの疑念が存在しているのである。

自律から他律へ

実際、アメリカにおける医学研究規制システムの形成過程を検討した多くの先行研究が、それを研究者の自己規制の有効性が疑われ、その結果として、他律的な規制メカニズムが導入された過程として描きだしている。(3) ここではその典型例として、医学研究の社会的コントロールに関する先行研究をレビューした社会学者ポール・ベンソンの議論を見てみよう。ベンソンは、一九七〇年代のアメリカにおける研究倫理の発展を、「医師と科学者の活動に対する政府のコントロールが増大」していく過程として描き出している（Benson 1989: 1)。ここでいう社会的コントロールとは、「フォーマルまたはインフォーマルな手段を通じて、内的または外的に課され」、「それによって集団がその成員の間の一致を促進し、維持する過程」のことであり、以下の四つに区別されるという（Benson 1989: 1)。すなわち、(1)専門職の社会化と訓練、(2)インフォーマルな同僚からの影響、(3)専門職内の規範とサンクション、(4)専門職外の規範とサンクション、がそれである。

(1)「専門職の社会化と訓練」とは、具体的には教育による規制メカニズムを指している。医学教育の社会学的研究に関してはこれまで多くの研究蓄積があるが、多くの研究者が明らかにしてきたのは、医学生は不適切に社会化されており、強い生物医学志向のもとで「患者志向ではなく病気志向の医師」が養成されていることであった（Benson 1989: 2）。ベンソンは、これら医学生を対象とした社会化の研究は、医学研究者の社会化過程についての研究ともかなりの部分で一致すると指摘している。

実際、医学研究者の社会化についての研究を行ったバーバーらによれば、公式の医学教育において被験者保護に関する教育はほとんど行われていないうえ、研究者コミュニティのなかの強い競争圧力は、逸脱と非倫理的行為を促進しているという（Barbar et al. 1973）。いわば、研究倫理に関する基本的な教育を受けないまま、「出版するか、さもなくば消えるか（publish or perish）」という状況に追い込まれる医学研究者は、否応なく被験者保護よりも研究への関心を優先するように「社会化」されてしまうのである。

次の(2)「インフォーマルな同僚からの影響」とは、身近な研究者集団での相互監視によるコントロール・メカニズムを指している。先のバーバーらの研究によれば、多くの医学研究者は集団で研究を行っており、同僚からの影響力は強いという。しかしその一方で、バーバーらは、医学研究者の同僚評価の基準は倫理的問題への注意力ではなく、研究遂行能力にあるが故に、被験者保護に関しては同僚コントロールの実効性は疑わしいと指摘している（Barbar et al. 1973）。

さらに、(3)「専門職内の規範とサンクション」についても、これまでの研究はその有効性に疑問を投げかけている。ここでいう専門職内の規範とは、具体的には各種学会や医師会などの職能集団の倫理綱領や、ニュルンベルク綱領やヘルシンキ宣言等の国際的な研究倫理ガイドラインのことを指している。もちろん、これらのガイドラインは一定の役割を果たしていると評価されるものの、その一方で、ガイドラインの内容は一般的な表現に止まっており、現実的な効果は疑わしいという批判も提出されている。例えば、アメリカ精神医学会の倫理委員会を調査した研究によれば、そもそも資金不足に加えて委員が多忙なため委員会は有効に機能しておらず、その審議は公開性を欠いており、十分な説明責任を果たせていないという（Zitrin & Klein 1976）。他方で、ニュルンベルク綱領やヘルシンキ宣言のような国際的な倫理綱領についても、ベンソンは「独立の法的地位や施行条項を有していない」ために有効性に乏しい、と指摘している（Benson 1989: 3）。

以上三つのコントロール・メカニズムは、ベンソンの内的／外的という区分に従えば、「内的コントロール」にあたるが、最後の(4)「専門職外の規範とサンクション」だけは外的コントロールとして記述されている。ここでベンソンが念頭においているのは、「政府の規制、外部の審査メカニズム、法」であり、具体的には施設内審査委員会（ＩＲＢ）に関する先行研究と、判例法及び州法の形成に関する詳細な検討を行っている。一九七〇年代以降に現れたこうした新しい規制システムについては、本書でもすでに詳述してきたが、これらに対するベンソンの評価は明快である。すなわち、医学研究規制に関してここ数十年間で生じた変化は「内的コントロールから外的コントロールへ」の重心の推移である、というものである。

もちろん、ベンソンも現在のＩＲＢの運用や法的規制が十分に機能しているとは見ていない。ＩＲＢに関する経験的研究は少ないものの、そこでは倫理的問題よりも技術的な問題の検討に終始する傾向があることや、議論があくまでも医師や科学者といった「内部」の人間に主導されがちなことも批判的に言及している（Benson 1989: 6)。とはいえ、基本的には教育や職業倫理といった内的コントロールはもはや機能しておらず、その機能不全を補う形で、政府規制やIRBといった外部からのコントロール・メカニズムが導入されたという点では、認識は一貫している。これはつまり、医学研究の文脈においては、もはや専門職の自律は失われ、研究者は他律的な存在となっているという時代認識である。

以上見てきたように、専門職論の観点から研究倫理にアプローチする際には、「研究」という営みを専門職の機能の中に適切に位置づけることに加え、専門職の自己規制メカニズムに対する批判にこたえる、という点がクリアされなければならない。とりわけ、現代的な研究倫理の議論が古典的な「専門職の自律」を乗り越えるものとして提示されている以上、後者の課題に向き合うことは不可欠である。そこで次節では、この二つの課題をクリアした新たな専門職論の可能性を探るために、社会学者のタルコット・パーソンズが展開した専門職複合体論をとりあげることにしたい。

2　専門職複合体論

拡張する専門職論

本章で取り上げるパーソンズの論考は、そもそもアメリカ文芸・科学会議（American Academy of

Arts and Sciences, ＡＡＡＳ）主催の「人の被験者を含む実験の倫理的側面」と題された会議（一九六七年）において報告されたものである。この会議は第二章で詳述した食品医薬品局（ＦＤＡ）の画期的な政策声明の翌年に開催され、その成果は、一九六九年の機関紙『ディーダラス』特集号に収められている。(4) 特集には、パーソンズ以外にも、当時のアメリカのアカデミアを代表する論者が寄稿しており、本書でもすでに言及したハンス・ヨナスやウィリアム・カランの議論もその一部を成している。(5)

ここでパーソンズは、研究倫理の問題を「専門職複合体」という概念から捉えなおすという独自の立論を展開したが、その要点は、以下の二点に集約される。第一点は、専門職機能の拡大としての「複合体」概念である。医療の文脈でいえば、これまで専ら「治療」という実践的場面（医師―患者関係）を想定して考察されていた専門職機能を、「研究」と「教育」という機能をも含みこむ連続的な「複合体」として捉え直している。すなわち、彼の表現を借りれば、専門職複合体とは、「新しい知識の創造」（「研究《リサーチ》」）と「人間の実際的な利益に資するように知識を利用すること」（「実践《プラクティス》」）、及び「知識の習得を目指す一群の人々に知識を伝達すること」（「教育《ティーチング》」）という三つの相互依存的な機能を束ねる概念である（Parsons 1978：36）。

第二点は、専門職と素人の関係を包含する方向で拡大された「複合体」概念である。(6) すなわち、専門職複合体論においては、患者、クライエント、学生、被験者といった「素人」が自発的に専門職との関係を選択することを条件に、こうした「素人」の参加者を複合体の「メンバー」として把握しようとしている（Parsons 1978：42）。それゆえ、この視点を第一点と重ね合わせれば、「いずれの三つの場合においても、『専門職』部門は『素人』部門との適切なパターンの関係を築く」ことが必要であり、それは「後者が患者であれ、クライエントであれ、学生であれ、研究被験者であれ、前者が臨床家であれ、教授であれ、調査者であれ」変わらないことになる（Parsons 1978：36）。

専門職複合体論は、狭い意味での「実践」と専門職「内部」にのみ限定されがちだった従来の専門職論を、教育と研究、さらには同じ集団のメンバーとしての「素人」という視点から拡大し、包括的な「専門職複合体」という概念を提示した。この試みは、専門職の機能を「研究」と「教育」を包含する方向で拡大するとともに、患者や被験者を複合体の内部に位置づけることによって、先述した専門職論の困難を乗り越えようとしたものである。以下ではこの点をさらに詳しく見ていくことにしたい。

研究・教育・実践の連続性

まずは、三機能への拡大についてのパーソンズの議論を再構成してみよう。パーソンズによれば、経験的には大学に基礎を置く「専門職複合体」は、文化システムのなかでも認識的な機能（いわゆる真・善・美の「真」）を担い、知識の流通を通じて社会の福祉の向上に貢献している。その機能を整理すれば、「入手可能な合理的知識・情報を社会とその下位単位の多様な機能的必要をみたすために利用し〔＝実践〕、入手可能な知識を、すでに身につけた人々から、それを必要としている一群の人々へと移転し（＝教育）、あらゆる特定の時代において所与とされるものを超えて、知識の状態を拡大し改善していくこと（＝研究）」となる（Parsons 1978: 62-63）。それゆえ、有用な知識や情報の流通の観点からみた場合、三つの機能は実質的には相互依存的であり、そのどれかが欠けても必要な機能を遂行することはできない。

事実、多かれ少なかれ、専門職複合体の経験的な基礎となる大学に所属する教師は、研究・教育・実践という三つの機能の組み合わせのなかで働いている。パーソンズによれば、純粋な研究者とみなされがちな人文学や自然科学の教員でさえ、「次第に素人のための様々なサービス、例えば『コンサルティング』や著述業や一般向けの講義などに従事するようになってきた」という（Parsons 1978: 42）。しかしその一方で、この三つの機能の連続性は必ずしも適切に認識されているわけではない。というのも、現代社会においては、研究機能がますます高度に分化しており、研究・教育・実践という三機能の連続性や相互依存性を認識することが困難になってきているからである。そのうえ、そもそもこの三機能は、それぞれの「成果」を測るタイム・スパンが全く異なっており、同じ尺度で測ることができない。

例えば、目の前の患者を治療するという「実践」は、「相対的には現在的で、緊急の問題の解決のために、入手可能な知識とそれが具体化した技術を活用すること」であり、ある程度決まった期間内に、その有用性を認識することができる（Parsons 1978: 63）。ところが、教育や研究はそのような短期間に成果を出すことはできない。「学生は訓練期間のあいだ、完全に有能な実践者として働くことはできないし、その訓練は非常に長い期間を必要」とする。同様に、「研究のプログラムは一般的に、重要で利用可能な結果が得られるまでにかなりの時間を要するうえ、しばしば、研究過程は『純粋』科学の問題に関連した『遠回りな』関心を取り込まなければならず、この場合、現実的な結果にすぐに結びつくことは難しい」(Parsons 1978: 63)。このように、三つの機能は実践から研究に移行するにつれて時間的コストが増大するうえ、成果が生まれるまで直線的な経路を辿るとは限らない。

その一方でパーソンズの見るところ、実践にとって教育と研究がいかに重要な意義を有するかは、「経済学的な意味での投資の『論理』」に照らせば明らかであるという(Parsons 1978: 48)。すなわち、投資においては、短い期間の有用性にとらわれず、長い目で見たより大きな利益のために資源を活用することが重要であるのと同じ意味において、短期的利益が得られにくい教育や研究に「投資」することは重要である。教育は将来のための現在の資源の「投資」であり、研究も同様である。そもそも、研究とは、「現在知っていることを学生に与える代わりに、研究者が自ら『学生』の役割を引き受けて、いまだ誰も知らない物事を学ぼうと試みる」ことに他ならない(Parsons 1978: 48)。研究者は現実から「学ぶ」ことで、「他者に教えることができる」(Parsons 1978: 48)。こうした教える／学ぶという循環メカニズムこそが専門職複合体を機能させており、その連続性を断ち切ることは、システムの作動に支障をきたすことになる。

パーソンズの狙いは、三機能の複合体として専門職概念を拡大することによって、不可視化され、教育や実践と切り離されて議論されがちな「研究」機能の問題を、その連続線上に位置づけることにあった。言い換えれば、研究倫理の問題は「実践（＝診療）」（さらには「教育」）の問題と完全に切り離して議論することはできず、問題の解決に当たっては「専門職複合体」全体の機能遂行を視野に入れなければならない。この視点からは、第二の論点である専門職と素人の関係に関しても、研究者ー被験者関係の問題が、実践や教育における専門家と素人の関係とパラレルに捉えられることになる。

素人のメンバーシップ

こうして、それぞれ三つの機能を重層的に担う素人のメンバーシップを含んだ「複合体」概念が提示されるに至る。ここでの要点は、専門職と素人はともに共通の目的を遂行する「連帯的集合体（solidarity collectivity）」のメンバーであり、両者はともに集合体の運営に関してそれぞれ権利と義務を有するという想定にある（Parsons 1978: 42）。それゆえ、専門職複合体への参加の意思決定とその後の集団の機能遂行において、専門職と素人が果す役割は相補的なものであり、通常は素人側からのみ考察されがちな、「インフォームド・コンセント」や「プライヴァシーの保護」という問題さえも「双方向的（two-way）」に考える必要があるという（Parsons 1978: 50）。

例えば、教育においては、ある学校に入学したいという希望を持った学生は、自発的にその学校に所属することを希望し、それに対して学校側が入学を許可してはじめて希望する学校に所属することになる（同意の相互性）。しかし、いったん参加が認められれば、自動的にそのメンバーシップが更新され、学校に対する権利を一方的に行使できるわけではない。つまり、「学生としての機能を遂行し続けるためには、卒業まで『良い成績』でメンバーシップを維持しなければならない」(Parsons 1978: 42)。このように、パーソンズは参加の瞬間から連帯集団の運営に至るまで、専門家と素人の関係をそれぞれが積極的に関係を持続するために努力し続ける一つのシステムとして描き出そうとする。

先に見たように、専門職複合体は教育だけではなく、研究と実践とも連動しているがゆえに、同様の関係は医師−患者関係にも、研究者−被験者関係にも当てはまる。すなわち、パーソンズは、選び／選ばれる関係を経て形成される特定の連帯集団として、研究者と被験者の関係を理解すべきだと考えているのである。ところが、従来、研究者と被験者の関係は、教師と生徒のような連帯関係としては理解されてこなかった。パーソンズはその大きな理由として、従来の研究においては、専門職と素人の関係を理解するにあたって、市場モデルを採用していたことを指摘する[7] (Parsons 1978: 43)。

確かに、医師と患者の関係や教師と生徒の関係は、専門職がサービスを提供し、その対価を素人が支払うという市場モデルで理解することが可能なように見える。しかしその一方で、そもそも、法律職に関しては成功報酬が存在しているが、医療や教育において、報酬は成功と無関係である。つまり、明確な専門職側の過失が存在している場合を除けば、ある医療行為の結果、患者がたとえ死亡したとしても医療費は支払われるし、学生が落第しても授業料は支払われる。そのうえ、専門家と素人との「能力差」を考慮した場合、市場取引における「買い手負担の原則」は妥当しない (Parsons 1978: 39)。

この問題は、研究者と被験者の関係についてもあてはまる。通常、研究被験者は、交通費や食費を支給されることはあっても、研究に参加したことの「金銭的対価」を受け取ることはない(8)。というのも、この問題は突き詰めれば、臓器売買のように個々人に身体の処分権を自由に認めることにつながりかねないからである。だとすれば、被験者はなぜ研究に参加するのか、という問題は市場モデルでは説明することはできず、むしろ共同の目的に向かって共に行為する独特の連帯集団(9)として解釈すべきことになる。

パーソンズは以上のような論理構成によって、研究・教育・実践という相互依存的な三機能を遂行する専門職複合体を、専門家と素人の「連帯集団」として提示する。とはいえ、この時点ではまだ、それが従来の「専門職の自律」をどのように捉えているのか明確ではない。そこで次節では、専門職複合体論における自己規制メカニズムの成立について、さらにたちいって検討することにしよう。

3　自己規制の不可避性

専門職の社会的責任

社会学者の高城和義が指摘するように、パーソンズは後期に至るまで一貫して、専門家の特権を支持するためではなく、その「責任」を強調するがゆえに、専門家と素人の「非対称性」に言及し続けている（高城 2002: 149)。専門職複合体論においても、パーソンズは強くこの視点を打ち出しているが、それはとりもなおさずその帰結として、専門職の自己規制メカニズムを重視する姿勢につながっている。こうしたパーソンズの視座を理解する鍵となるのが、「制度化された信託責任に対する誠実さ《インテグリティ》(integrity of institutionalized responsibility of a fiduciary sort)」という概念である（Parsons 1978: 39)。

パーソンズは、そもそも市場でも官僚制でもない第三の領域に専門職集団（ひいては専門職複合体）を位置づけ、貨幣による「誘因」や権力による「強制」と対比させる形で、影響力による「説得」をそこでの主要なコントロール・メカニズムと捉えている（Parsons 1978: 37-40)。いうなれば、専門的集団においては、「コミュニケーション合理性」（ハーバーマス）に基づいた討議が、集団のコントロールにおいて決定的に重要であることになる。それゆえ、専門職の係留点たる大学組織においては、メンバーシップが職業役割によって規定されるという点はあるものの、「理念」としては領域ごとの自律性を有する「平等な仲間」の話し合いによって意思決定が進められる（Parsons 1978: 42)。この点、むろん質的な違いこそあれ、同じ連帯集団としてのメンバーシップを有する「素人」との関係を含みこんだ「専門職複合体」においても同じ原則が適用される（Parsons 1978: 50)。

しかし、その一方でパーソンズは、専門職複合体がいかに自発的結社であろうが「非自発的」であらざるをえない点が二つあると指摘する。それは「そうしたシステムにおける特別の技術的能力の役割と能力差の存在」、および「リーダーとフォロワーという軸に基づく分化の必要性ないしは権威と権力の集中」である（Parsons 1978: 54)。このうち、後者は自発的結社であれ何らかの複雑な集合体が効率的に目標を達成するためには、必要不可欠な特性である。むろん、自発的結社はそうした権力と権威の集中を最小化している組織形態であり、現代社会の様々な権威システムには大きな課題が存在していることは事実である。しかしながら、ある組織が集合的システムである限り、権威や権力をすべてなくすことは不可能である。それゆえ、専門職複合体においても、効率的な目標達成のためには、能力差に基づく一定程度の権威の集中と、その権威によるリーダーシップが決定的に重要となる。

リーダーシップの問題に加えて、専門職と素人からなる集合体のコントロールにおいては、両者のあいだの「能力差」の問題が存在している。そもそも専門職のコントロールにあっては、「能力と誠実さ」をいかに保障するかということが中心的な課題を形成している。すなわち、専門職集団のコントロールにさいして、彼らが一定の特別な能力を有し、そのクオリティを自ら維持し続けることだけではなく、その能力が「高次の共通利益（higher-order *common* interest）のために利用される」ことを保障するメカニズムが必要となる（Parsons 1978: 46）。パーソンズはいわば、こうした専門職の社会的責任を指して、「制度化された信託責任に対する誠実さ」と呼び、能力そのものの保障と並ぶ、専門職の規制メカニズムの中軸とみなしている。

しかしながら、そもそも「能力差」が存在する場合には、能力そのものの評価に加えて、その能力が善用されているのかどうかに関しても、素人の側は何らかの評価能力を持ち合わせているわけではない。というよりは、そもそも分業関係によって成り立っている近代社会において、専門外の人間が評価しえない「卓越した能力（superior competence）」を有するからこそ、専門職と呼べるのであって、もしその能力を妥当に評価できる人間がいるとすれば、もはやその人間は「素人」ではない(Parsons 1978: 45)。だとすれば、最終的にはいずれにせよ「素人」は能力と誠実さに関して、基本的に専門職の側にそのコントロールを「信託」せざるをえない。「それゆえ、能力と誠実さの両方の基準に対する究極的責任は、専門職複合体自身に委ねられる」ほかなく、「専門職集団は、本質的には自己規制せねばならず、その職業上の技術水準と社会的機能を遂行するさいの誠実さとに対して、責任を負わねばならない」(Parsons 1978: 39)。

そこでわれわれは次の問いに直面することになる。ではどのような条件の下で、素人が能力と誠実さの保障を専門職に信託することが可能になるのか、と。

信頼はいかにして可能か

上記の疑問に対して、パーソンズは「能力差」を架橋するものとして「私たちが信頼と呼ぶもの」を挙げ、信頼形成の主要な要因を四つ指摘している[(10)] (Parsons 1978: 46)。ここでは、この四要因の議論に「自発的なインフォームド・コンセント」と「プライヴァシーの保護」に関する議論を重ねて、専門家と素人の信託関係を可能にしているメカニズムを整理することにしたい。

第一に、「連帯集団の成員が互いに信頼しあう傾向」をもたらす要因として、「道徳的義務感に基づく価値コミットメント」が挙げられる (Parsons 1978: 45)。すなわち、専門職と素人の両者が「この試みは共通価値 (*common* values) に資する」と考えることである。これは例えば、その治療が「健康」を促進するだとか、あるいはある授業が「知識」を増進させるというような一般的な意味で、両者がその行為に一定の価値を認めていることを指す。第二の要因は、「必要な範囲で、この共有された共通価値が共通の目標に翻訳可能なこと」である。パーソンズはある小児科医の指摘を引き合いに出しながら、共通の目標の存在が患者の積極的な協力を引き出し、それが治療を成功に導く鍵となると指摘している（Parsons 1978：46）。

この議論を研究者と被験者に当てはめれば、両者が健康と病気に関する医学知識の改善や拡大という基本的な価値にコミットしたうえで、そうした価値の実現に向けた具体的な行為、すなわち当該研究計画の遂行を共通の目的とすることこそ、信頼関係形成の基本条件となる。例えば、ある抗がん剤の臨床試験であれば、医学の進展という価値（ないしはもう少し特定化して同じがんで苦しむ仲間の治療に貢献するという価値）にコミットした医師＝研究者と患者＝被験者とが、それを実現する具体的な研究計画を共有することがこれにあたるであろう。

こうした「共同の試み（common endeavor）」に対して被験者が与えるものが、「自発的なインフォームド・コンセント」に他ならない（Parsons 1978：43）。すなわち、被験者の同意は「特別に重要な専門職の集合的試みに参加するという『コミットメント』を意味している」（Parsons 1978：57）。それゆえ、パーソンズは「自発的なインフォームド・コンセント」をある研究への参加の意思決定として理解することを提案する。それは教育でいえば、どの学校に進学するかという意思決定であり、医療でいえば、主治医を選ぶ意思決定とパラレルである（Parsons 1978：51）。それゆえ、「いずれにしても、自発性が最大になるのは、参加するかしないかに関する決定の時点」であり、そのさいには、「いつでもメンバーシップの地位を放棄する自由」が保障されなければならない（Parsons 1978：52)。これは逆にいえば、いったん参加を決めたならば、完全な撤退を表明しない限り、参加している集合体の拘束を受けるということであり、自発性は制限されうる、ということを含んでいる（Parsons 1978：61)。

こうした連帯関係を有する専門職と素人が共通の目標を追求するさいには、第三の要因である「関係の両側で抱く期待を複数の連帯関係のバランスとうまく調和させること」が必要となる（Parsons 1978：46)。役割多元的な社会においては、病人や学生や被験者という役割だけで生活している個人は存在していない。それゆえ、研究に参加する被験者にとっても、被験者役割以外の役割との調整は重要である。この調整に成功することが信頼形成の第三の要因であり、パーソンズのみるところでは、これこそが「プライヴァシー」の問題の焦点である。

パーソンズは、「自発的なインフォームド・コンセント」に対して、被験者の「プライヴァシー保護」の権利を基本的には、「その試みへの参加が個人に押し付ける要求に対するある制限」と捉えている（Parsons 1978：56)。つまり、自発的結社にコミットする個人が強いられる要求の正統性を担保するものが「自発的同意」だとすれば、その要求の限界を設定するのが「プライヴァシーの保護」である。ある意味、被験者は研究に参加することによって、参加しなければ開示を要求されない様々な個人情報を研究者に提供することになる。その一方で、被験者は研究者との連帯集団以外にも様々な社会生活を営んでおり、当該研究に関わらない情報は保護される必要がある。研究への同意は、あくまでも被験者としての同意であり、研究者側がそれを拡大解釈して研究以外の文脈で被験者の「プライヴァシー」を侵害することは許されない。それゆえ、「プライヴァシー」が保護されることによって、被験者は被験者としての役割以外の部分が保護されることになり、安心して研究参加できるというわけである。

最後にパーソンズは、「信頼関係の受容は、実行可能性（feasibility）についてのよく知られた事実や条件と大きく矛盾すべきではない」と指摘する。これは要するに、医師免許のような形で、専門職側の能力と誠実さを表す「シンボル」が必要だということである。確かに、社会制度から完全に切り離された専門職能力や専門職倫理は信頼関係の醸成には不向きである。ある種の「資格」のように、なんらかのパブリックな形で、専門能力や道徳観が保障されていることは最も基礎的な条件である。たとえばイギリスでは、研究者はあらゆる臨床試験の開始に先立って、医薬品庁から臨床試験許可(clinical trial authorization, ＣＴＡ）を得ることが求められている[11]（栗原 2004）。こうした許可証の存在は、研究の質を保証するある種の「シンボル」として理解できる。

以上の四点が、信頼関係を生成するメカニズムにとって重要な要因であり、ここではこの四点をインフォームド・コンセントとプライヴァシー保護の文脈にひきつけて理解してきた。いずれにせよ、ここまで見てきたように、パーソンズはこうして形成された信頼関係のもとで運営されていく「専門職複合体」こそが、適切な研究倫理の担い手となると考えていたのである。

以上の議論をまとめておこう。パーソンズの専門職複合体論は、専門職を研究・教育・実践という三機能を遂行する不可分の機能システムとして描き出すとともに、専門職の自己規制メカニズムを擁護するものであった。これは、研究という文脈を取り入れ、専門職と素人との連帯関係を強調したものとはいえ、専門職の自己規制メカニズムの不可避性を認める点では、従来の専門職論の延長線上にある。ただし、その一方で専門職複合体論は、単に専門職の社会的責任を強調しているだけのものではない。

そこで最後に、従来の専門職との差異を明確化するために、専門職同士の連帯と専門職・素人間の連帯という二点から専門職複合体論の含意を明らかにしていこう。

4　専門職と「開かれた自律」

専門職同士の連帯

専門職複合体論の第一の意義は、それが様々な専門職間の連帯関係を包含しうることである。というのも、臨床家のみを医療システムの「内部」として強調する専門職論とは異なり、研究・教育・実践を不可分一体の機能システムと捉える専門職複合体論においては、通常よりも緩やかに専門職「内」と「外」との線引きが行われているからである。例えば、医学研究の場合、基礎医学研究には医師免許を持たない研究者が数多く含まれるが、複合体論の枠組みにおいては、ベースになっている価値や目的が共有されているならば、実践や教育にほとんど貢献がなくとも、これらの医学研究者も専門職複合体の「メンバー」とみることができる。

こうした理論構成は、基礎医学研究者の位置づけのみならず、本書で検討してきた臨床研究に対しても、重要な示唆を与えてくれる。臨床研究という営みは、被験者のリクルートから同意取得、データの分析からモニタリングにいたるまで、通常の医療にもまして多種多様な専門職が関与することになる。例えば、近年、基礎研究で得られた成果を、臨床研究や臨床試験の成果を通じて日常診療へと還元していく「トランスレーショナル・リサーチ[12]（ＴＲ）」と呼ばれる分野が注目されているが、この分野の専門家たちは、ＴＲの特徴を以下のように述べている。

すなわち、〔ＴＲは〕従来型の科研費等で助成され、研究者がこれまでのように論文を目指して研究を進めていて完遂できるようなものではない。ＴＲは研究の一タイプでも、また、一分野でもないのである。これは大きな困難な事業なのであり、各専門分野の臨床研究者、生物統計家、研究看護師、薬剤師、データマネージャー、システムエンジニア、事務担当者等、多くの専門家からなるチームを率いて、その実施・完遂には、ある種の経営手腕が求められる。（福島・樋口 2006：67）

ここで指摘されているように、ＴＲは単なる「リサーチ」ではなく、多数の専門家が協力して行う

「事業」であり、そのなかには、生物統計家やシステムエンジニアのような、従来は医療専門職とは考えられてこなかった職種もスタッフとして参加するようになっている。ところが、伝統的な医療倫理は臨床医としての医師を、研究倫理は科学者としての医師をモデルにして議論を組み立てる傾向にあり、基礎研究者から医療職以外の専門家までの幅広い職種を包み込むような理論構成をその中に持っていない。これに対して専門職複合体論では、研究と診療、さらには教育を含む三つの機能すべてが専門職の役割を全うするために必要不可欠な要素だと考えられている。このように、三機能が「知識の流通」という観点から相互依存関係にあることが前提とされている点において、専門職複合体論は従来の議論よりも柔軟な枠組みを有している[13]。

さらに、複合体論の「柔軟さ」は、倫理委員会に対するパーソンズ独自の評価にもみることができる。パーソンズは、一般的には医学研究規制の「外的」コントロール装置と考えられている倫理委員会を、純粋な「外部」とはみなしていない。というのも、倫理委員会に医学の「素人」として参加する外部委員が、主に「法律家と聖職者」という伝統的な信託責任の担い手であるからである（Parsons 1978: 40）。すなわち、彼の視点からは、委員会の審査は医学の専門職の信託責任を否定して、そのクオリティを「外部」からコントロールしようとする営みではない。むしろ、医療の世界を法律家や聖職者という他の専門家に対して「横に開く」ことによって、共同で信託責任を遂行させるための装置ということになる。この点においても、パーソンズの議論は、通常の専門職論よりも、複数の専門職をその内側に取り込んでいくための豊かな理論装置を備えていることが理解されよう。

被験者との「共同の試み」

さらに、パーソンズの専門職複合体論には、専門職集団の内部を、他の専門職に「開いていく」ことと加えて、クライエントとの関係にも「開いていく」という特徴があることに注目する必要がある。先述したように、パーソンズは、研究・診療・実践に関わる医療行為を、クライエントと専門職の「共同の試み」とみなし、クライエントに専門職複合体のメンバーシップを認めるという論理構成を提示していた。これを研究倫理の議論に応用した場合、先の倫理委員会同様、独自のインフォームド・コンセント理解が可能となる。

すなわち、専門職をクライエントから切り離して考える専門職論においては、被験者からのインフォームド・コンセントやプライヴァシー保護の要求は、専門職の「外部」からのコントロール・メカニズムとして理解されがちである。すなわち、研究者が非倫理的な行為をしないように、被験者自らが監視役をかってでるというのが、外的コントロールとしてのインフォームド・コンセント解釈である。ここには、研究者と被験者のあいだには対立する利害関係が形成されており、いわば両者は一種の闘争状態にあるという前提がある。(14)

ところが、専門職複合体論のように、専門職とクライエントが同じ連帯集団を形成していると考えるならば、インフォームド・コンセントは専門職複合体「内部」のコントロール・メカニズム、ないしは、クライエントが「内部」に入るための手続きに他ならない。こうしたパーソンズの視座は、レヴァインやミラーらの強調した研究と診療の区別とはまた異なる視点から研究者−被験者関係を捉えることを可能にしてくれる。

レヴァインやミラーらは、医師―患者関係と研究者―被験者関係を対比的に捉えるなかで、研究者―被験者関係においては、信託関係が成立せず、むしろ利益相反によって固有の搾取可能性が生まれることを強調していた。こうした指摘は、被験者保護を考えていく上では示唆に富んでいるが、その一方で、研究者と被験者が共通の目的に向かって、共同で行為するという点では、医師―患者関係と類似の要素を持っているという点を捨象してしまっている。

これに対して、研究であれ、診療であれ、クライエントの「同意」を共通の目的に向から連帯集団への参与と捉えるパーソンズの枠組みにあっては、むろんその目的の違いは存在しているにせよ、そこには共通した信頼関係を読み取ることができるという立場に立っている。こうしたパーソンズの認識を支えていたのは、彼の弟子である医療社会学者レネー・フォックスの研究病棟でのフィールドワークであった。フォックスは、新陳代謝の研究病棟での数年に渡る調査研究を通じて、不治の病を抱えた患者たちが、研究者＝医師との信頼関係のもとで、研究被験者として自分の生きがいや意味を再構築していく過程を生き生きと描写している。彼女によれば、研究者たちは被験者のことを「同僚(colleagues)」や「協力者（collaborators)」と呼び、同じ研究チームの一員として、自由に研究室でデータを閲覧することを許可していたという（Fox 1998: 91)。これに対して、被験者達は、自分たちのデータを逐一研究者に報告し、共に研究成果を目指して進む関係を形成していた。(15)

もちろん、臨床研究の場面においては、通常の医師―患者関係とは異なり、研究者は被験者の治療を究極的な目標としているわけではない。しかしながら、そもそも医学研究の目的が、同じ病で苦しむ同世代の患者や、将来の患者の健康増進に関わる限りにおいて、研究者は社会的な委託を負い、少なくとも被験者はこの委託をともに遂行するという役割を分かち合っている。こうした医療行為における共同性に注目する限りにおいて、研究者－被験者関係は、医師－患者関係と類似性を有しているとパーソンズは判断したのである。(16)

以上のように、パーソンズは単に専門職の自己規制メカニズムを擁護しただけではなく、そのなかにインフォームド・コンセントや倫理委員会といった研究倫理が提起してきた監視メカニズムを組み込みうるモデルを示していた。このモデルは、それまでいわば「閉じていた」専門職の自己規制メカニズムを、クライアントとの連帯、他の専門職との連帯という方向に「開いていく」メカニズムを内包している。専門職の自己規制に裏打ちされた信託関係を諦めずに、しかしその関係を幾重にも開いていくこと、この部分にこそ、専門職複合体論の可能性がある。

パーソンズ理論の射程

本章ではここまで、パーソンズの専門職複合体論を詳細に検討しながら、いわば「開かれた専門職の自律性」とでも呼ぶべきモデルこそが彼の専門職論の一つの到達点であり、それが研究倫理を包含する専門職倫理のあり方を示唆していることを述べてきた。

もちろん時代的な制約もあり、彼の理論構成には不十分な点もある。とりわけ、社会学者の市野川容孝が指摘するように、専門職複合体の三つの機能の緊張関係に関して、パーソンズは突っ込んだ議論を行っていない（市野川 2004）。これは、厳格な相違性見解をとる立場からすれば、研究と診療の区別の問題に対して、配慮が足りないということになるだろう。むろん、パーソンズも患者が医学研究の被験者になり、学生が行動科学研究の被験者になる場合には「とらわれの聴衆」の問題が存在することを指摘しているが、その解決のための詳細な検討はなされていない（Parsons 1969: 44）。

だが、彼にとってはその問題よりも、研究・教育・実践という本来的には連続的な営為を切り離して考えることが生み出す弊害のほうが大きかったのである。実際、その後の大学論においても、パーソンズは繰り返しこの論点に触れている。大学の複数の機能がもたらす緊張関係にもっと触れるべきだというニール・スメルサーの批判に対し、パーソンズはその問題は「二義的な意味しかない」と強い口調で反論したという（高城 1989）。パーソンズにとっては、いかに緊張と闘争があろうとも、専門職と素人の関係が研究・教育・実践に関わる複合的な連帯関係であることを認識することの方が重要だったのである。

以上のパーソンズの立場の意義は、本書で確認してきた研究倫理のアポリアに適応するとよりクリアになる。先述したように、一九九〇年代以降の研究倫理の主要な論争は発展途上国における臨床試験の問題であった[17]。十分なヘルスケア資源のない途上国において、一時的に優れた治療法が臨床試験として入ってきた場合、医療を求める人々は臨床試験に飛びつくことになる。しかしながら、研究が去ってしまえば、また同じように医療資源の不足に悩むこととなり、根本的な問題解決にはつながらない。こうした臨床試験の倫理性を確保するためにどのような対応が可能なのか。これまでに途上国への利益という観点から様々な議論が提示されてきたが(18)、本章の議論を規範的に応用すると次のようになる。研究・診療・教育の連続性を重視する専門職複合体論の立場からは、この三機能が一国の医療システム全体のなかでバランスをとりながら発展していくことが望ましい。それゆえ、研究はそれ自体として倫理的に正当なものであったとしても、当該国の診療と教育を引き上げるような効果を持たなければ、行うべきではない、と。

研究・教育・実践が互いにバランスよく進展しつつ、個々のクライアントと社会の要請に応えていく専門職システムはいかにして可能か。研究倫理のアポリアを検討する中からわれわれが辿りついたのは、意外にもこの古くからある問いを粘り強く考えていくことの重要性であった。

終章　研究と診療の統合に向けて

本書では、ここまで「研究と診療の区別」という論点に即して、研究倫理の成立と発展を概観してきた。「研究と診療の区別」に焦点を合わせることの必要性を提示し、その後の考察を経て、最終的には研究と診療を統合しうる新たな専門職像を示した。そこで本章では以上の議論を、⑴研究と診療の分離を生み出したメカニズムの解明、⑵研究と診療を区別するための基本モデルの提示、⑶研究と診療の区別の限界の指摘と新たな専門職像の提示、という三点から改めて整理したうえで、今後の課題と展望を示すこととしたい。

1　研究倫理の歴史と現在

医学研究方法論の変容

本書でまず行ったのは、(1)研究と診療の分離を生み出したメカニズムの解明である。本書では、伝統的な医療倫理とは異なる、新しい医学研究の倫理が誕生した経緯に関して、通説とは異なり、医学研究方法論の変容に即した解釈を提示している。具体的には、第二章で議論した医学研究への統計学の導入、およびそれに伴う研究リスクの分配構造の転換の分析がこれにあたる。従来、新しい研究倫理の誕生（ないしは「生命倫理」の誕生）に関しては、もっぱら戦時中の総動員体制による医学研究の変容が注目されてきた。しかし本書では、こうした側面に言及しつつも、実は医学研究そのものが新しい医療倫理を求めるような性格のものに変容していったことを明らかにしている。

この過程で、本書が特に注目したのが、二〇世紀後半に臨床研究の「ゴールド・スタンダード」としての地位を確立したランダム化比較試験（ＲＣＴ）の倫理的問題である。ＲＣＴはあくまでも集団としての患者を対象とした医学研究であるがゆえに、従来の個々の医師と患者の試行錯誤による「革新」とは異なり、古くからある医師―患者関係の枠にはおさまらない論理を内包している。かつての医学研究が、少なくとも理論上では、研究リスクを負うものと、治療上の利益を得るものが一致していたのに対して、ＲＣＴにおいては、両者は分離している。ここにおいて、医師―患者関係と研究者

―被験者関係は、それぞれ別々の論理に従って動くことになったのである。このように、医学研究が日常診療のパーソナルな人間関係とは分離して、独自の論理で発展するようになったことが、日常診療の伝統的な医療倫理とは区別される新しい「倫理」を生み出す土壌を形成した。こうした見解は、現代の研究倫理の確立を、総力戦体制による医学研究の変容とその後の非倫理的人体実験スキャンダルとに求めてきた通説とは一線を画すものである。

もちろん本書でも、ニュルンベルク綱領やベルモント・レポートの背景にある非倫理的人体実験スキャンダルについて一定の紙幅は割いている。この意味では、いわばこうした「外圧」に対応する形で現代の研究倫理が立ち現れてきたことを無視しているわけではない。しかしながら、こうした枠組みのみで研究倫理の成立を捉えた場合には、それ以前からすでに進展しつつあった、いわば「人口」を対象とした医学研究の眼差しと、研究と診療の分離という構造的な変容を視野におさめることができなくなってしまう。すなわち、従来の見解においては、個々の非倫理的医学研究のインパクトを強調するあまり、その背景にある医学研究の構造的変化にはじゅうぶん注意が払われてこなかったのである。それゆえ、本書のように、医療システムそのものの変容に即して研究倫理の問題を考えるという視点が希薄になりがちであった。

これに対して、本書では研究固有の倫理が求められるようになった構造を、リスクの分配様式の変容という点から明らかにすることによって、より一般的な観点から研究規制の問題を把握することが可能となった。それはすなわち、治療の確実性を高めるための、研究と治療の切り離し、および、それに伴うリスクの新しい分配構造の問題である。ここにおいて、リスクを引き受けるさいの意思決定手続きの正当化の問題が大きくクローズアップされることとなったのである。

研究倫理の基礎理論

次に本書では、以上の認識を基礎として、研究と診療の区別を基礎とする形で現代の研究倫理の特質を描き出し、この区別を可能にする基本的な理論モデルを明示してきた。これが、(2)研究と診療を区別するための基本モデルの提示である。日本においてはこれまで、現代の医学研究倫理、さらには医療倫理そのものの根底には、研究と診療の区別が存在していることがほとんど意識されてこなかった。それゆえ、本書の議論はこうした先行研究の大きな空白を埋めるものとなっている。

本書ではまず第一章で、日本とアメリカを対比しつつ、研究と診療の区別が現在の医療倫理の基礎にあることを確認したうえで、第三章でレヴァインの議論に依拠してその区別の具体的なモデルを提示している。レヴァインの議論は、研究と診療を、「意図」と「承認」という二つの基準にしたがって分類したうえで、「革新的治療」を「研究として」行うことを推奨するというものだった。このモデルは、一方では当時の医師たちが主張していたような「あらゆる診療は研究である」という議論を批判するとともに、他方ではヘルシンキ宣言にみられるような研究に対するダブル・スタンダード規制をも乗り越えるものであった。すなわち、レヴァインのモデルは、前者に対しては、治療行為の結果の不確実性ではなく、行為者の意図に焦点を合わせたモデルを提示すると同時に、後者に対しては、研究概念を拡張することで、包括的な研究規制を可能にしたのである。

しかしながら、日本においては、こうした研究と診療の境界に関する基礎的考察がほとんど行われないままに、インフォームド・コンセントや倫理委員会といった個々の手続き的装置が輸入されてきた歴史がある。それゆえ、本書では一貫して、研究と診療の区別に関する概念的精査が研究倫理の根本問題であると述べてきた。本書で提示した研究と診療の分類モデルは、こうした課題に対して実際的な指針となりうるものである。

新たな専門職像へ

最後に、本書では、(3)研究と診療の区別の限界の指摘と新たな専門職像の提示を試みてきた。第四章で検討したように、単に研究と治療を区別し、それぞれに異なる倫理や規制システムを作り上げることで問題が解決するわけではない。いくら規制システムにおいて両者の便宜的な区別をつけたとしても、臨床現場における研究と治療という二重の役割遂行に伴うジレンマが解消するわけではないのである。そのうえ、極端に研究と治療を切り離してしまえば、被験者に対するケアを道徳的に正当化することができなくなってしまう。そこで本書では、研究と診療の区別に関するレヴァインのモデルの限界を提示した上で、専門職論の視点から研究と診療の接点を探ることを試みた。

第四章で集中的に検討したのは、研究規制のトレンドが変化した八〇年代後半以降、被験者の利益への配慮と、研究と治療の区別が両立しないという問題であった。例えば、フリードマンは、ランダム化比較試験（ＲＣＴ）を行うさいに、比較対象となるどの治療法に振り分けられても被験者の治療上の利益が等しくなるようにすべきだという「臨床的均衡」論を提唱している。フリードマンによれば、こうした枠組みの下では、ＲＣＴの場合でも、被験者のあいだでリスクの不平等な分配は行われないという。しかしながら、均衡論に厳密にしたがって研究デザインを変更していくと、研究と診療の境界はますます曖昧になり、被験者は研究参加を個別的なケアと混同しがちになってしまう。この点において、均衡論のように、医学研究の方法論を被験者に利益がもたらされるような方向に変化させていくことは、被験者保護の取り組みと必ずしも一致しないのである。

そのうえ、ミラーとブロディが指摘しているように、フリードマンの議論は、研究者に患者への治療義務を負わせるという点で、研究と治療の区別という研究倫理の基本的想定に反している。言い換えるならば、臨床的均衡論は、医師－患者関係の信託関係に基づく医師の治療義務を、無前提に研究者－被験者関係に持ち込んでいるのである。この点において、ミラーとブロディの批判は臨床的均衡論の矛盾を鋭く指摘しているものであった。しかしながら、その一方でミラーとブロディの議論を突き詰めていくと、あらゆる被験者に対する利益供与は、日常診療における治療義務の「密輸入」だということになり、最終的には被験者はひどいリスクにさらされない限りは、ほとんど治療上の利益を得られなくともよいという結論が導かれてしまう。それゆえ、何らかの形で研究と診療を統合する方向をとらない限り、研究被験者に対するケアの提供は正当化しえないのである。そこで、第五章ではパーソンズの議論を援用して、研究と診療を統合するモデルを素描することを試みた。

晩年のパーソンズが提示した「専門職複合体」論は、研究・教育・実践（医療の場合は「診療」）という三つの機能の相互依存的な「束」による医学研究のコントロールを提唱している。この点において、専門職複合体論は、研究と診療の境界を区別しつつも、それらを「複合体」として統合的に捉える視座を提供するものである。とくに興味深いのは、パーソンズの視座が、患者や被験者との連帯関係を複合体の内部に埋め込んでいることに加えて、通常は医療・医学の「よそ者」として倫理委員会などに参画していると考えられている法律家や聖職者を、医師と同じく社会から信託を受けている専門職として、そのうちに取り込んでいる点である。いわば、パーソンズの理論枠組みは、専門職間の連帯の可能性を示唆している。ここからは、医療・医学の「よそ者」の視点をそのうちに取り込みながら、専門職が自己規制能力を強化することによって、研究の倫理性を担保していくという一つのモデルが見えてくる。

ただし、本書では研究と診療の境界を主題化したがゆえに、専門職の内的変動に伴う医療倫理の展開が詳細に検討される一方で、そうした医療倫理を社会のなかでどう位置づけるのかという点に関しては、必ずしも明示的な検討を行うことができなかった。それゆえ、今後の課題としては、本書が論じてきた「職業倫理としての医療倫理」が、「医療─社会の倫理」とどのように交差していくのかを検討する必要がある。(1)

そこで次節では、この課題を検討する端緒として、本書の議論から述べうる展望を示したうえで、それに関連した医療倫理の根本問題の所在を示すことで、本書の結びに代えることとしたい。

2　「私の患者」か「公共の健康」か

医療倫理の発展段階論

これまで本書では、研究と診療をめぐる境界の変動という視点から、専門職内部の境界変動を仔細に論じてきた。こうした専門職内部の境界変動と、専門職とその外部との境界変動という二つの境界の関係性は、以下の三つの段階を経て変容してきたと考えることができる。

第一段階は、研究が治療の延長線上に存在していた時代である。すなわち、もはや治療法がなくなった患者を相手に、医師がその効果や安全性は不明であるが、ある程度の成功の可能性が予想されるような新しい治療法を試してみる、というのがこの段階の基本的な構図である。ここでの研究と治療の境界は限りなく連続的であり、基本的に新しい治療法を用いるか用いないかは、個々の医師―患者関係に委ねられている。この意味において、ここでは、研究倫理固有の問題は生じてこない。専門職は標準治療のさきにある新規療法をあくまでも「治療」として行い、その結果を「研究」としてフィードバックするだけであるから、理論上は、「研究」は「治療」に対して従属的であり、また「研究」が「治療」を邪魔することもない(2)。

これに対して、第二段階は、研究と治療が構造的に分離する段階である。ここで重要なのは、伝統的な専門職とクライエントとの関係があくまでも個別具体的な関係だとすれば、ここでは集団としてのクライエントが研究の対象として想定されていることである。ある特定の集団を対象にして、新しい治療法や薬の効果や安全性を試してみる場合、医師＝研究者は目の前の患者ではなく、患者全体を「集団」として処遇しなければならない。ＲＣＴであれば、患者の個別性は捨象され、乱数表にしたがって、患者はいくつかのグループに分類されることになる。ここにおいて、「研究」という営みは、日常診療とは異質の論理にしたがって営まれることとなる。いわば、「研究」は「治療」と並列の関係となり、患者が「研究」に参加することは、「治療」とは異なる処遇に身を委ねることを意味するようになるのである。

ここにおいて、研究倫理固有の問題が生じ、日常診療とは異なる社会的規範が立ち上がってくることになる。医師と研究者という二つの役割のあいだのジレンマが先鋭化し、「個」に照準していた伝統的な医療倫理が動揺し始める。研究行為は目の前の患者がリスクを負う代わりに利益を得るという構図では捉えきれなくなり、むしろ、社会的利益のために特定の患者がリスクを負うという図式が先鋭化してくることになる。医師＝研究者は、患者からの信託をうけて営まれている日常診療とは対照的に、社会からの信託をうけて被験者からデータを収集するという位置に身を置くことになる。この位置に立たされた人間は、社会的利益と個別的な利益のあいだで常に難しい選択を迫られる可能性にさらされている。それゆえ、場合によっては社会的利益を優先する余り、目の前の患者の福祉がなおざりにされる状態が生み出されることもあるだろう。六〇年代以降、世界各地で発覚した人体実験スキャンダルは、何よりも社会的利益のほうに医師＝研究者の意識がふれきってしまったことに問題の一端がある。

しかし、医療のなかに社会的利益という側面が導入されることは、反対に言えば、医師＝研究者の自治に委ねきらない形で新たな規制メカニズムが誕生する契機をも形成しているのである。言い換えるならば、研究と診療が分離し、研究成果がシステマティックに社会的利益を生み出すようになるとともに、個別の関係性に閉じていた医療倫理から、集団としての患者を扱うための倫理が枝分かれし、社会の信託を受ける代わりに社会的なチェックを受ける可能性が生まれる。これが第二段階の医療がもたらした社会的帰結である。

最後の段階は、まだ未確定であるがゆえに、はっきりとした形を示すことはできない。しかし、これまでの議論からも明らかなように、そこには少なくとも二つの可能性が存在している。一つの道は、ますます研究と診療が分離していき、両者がそれぞれの「固有法則性」に基づいて回転していく可能性である。もう一つの道は、研究と診療の区別を前提としながらも、両者を包括的に捉えるような新しい医療倫理が現れる可能性である。もちろん、第五章で詳述したように、本書は後者の可能性を追求してきたのだが、それはあくまでも一つ可能性である。現状では、前者の可能性が具現する可能性のほうが高いかもしれない。

医療専門職と社会との関係は、前者の場合には、研究システムは診療システムとは無関係に社会的チェックを受けることになる。その場合、研究が医療という個別具体的な現場から遊離していくことによって、研究を縛る規範はいっそう専門職外的なものへと変容していくことになるだろう。後者の場合は、研究システムは診療システムとの関連のもとで社会的チェックを受けることになる。それは専門職内外の規範が融合していく方向である。では、それは果してどのようなものだろうか。

個と集団のジレンマ

研究と診療の関係が今後いっそう遠くなるのか、それとも新しい関係を結ぶのかは未確定である。とはいえ、一つだけ確かなことがある。それはこの問題が、究極的には、医療における「個と集団」という問題と深く関わりあっているということである。というのも、先にみたように、現代の研究倫理の背景には、個別的ケアではなく、集団を対象とした医学研究のスタイルが存在しており、これがジレンマの大きな要因となっているからである。それゆえ、医療における「個と集団」という問題群は、完全に「研究と診療の境界」をめぐる議論と一致するわけではないとはいえ、ほぼ重なっている。例えば、ヘルシンキ宣言についての光石の以下のような問いかけは、この問題を直裁に示している。

ヘルシンキ宣言は“the health of the people”を守ることが医師の使命である、というセンテンスから始まっています。“the health of the people”が最初で、その次に“my patient”のセンテンスつまり、'The health of my patient will be my first consideration が来ます。この順番はわたしは間違っていると思うんです。つまり、医師はまず最初に自分の患者、“my patient”のことを考え、次に“people”のことを考えます。なぜヘルシンキ宣言はこのような逆の順序で書か

れているのですか？（Levine et al. 1999: 372）

ここで光石が指摘しているのは、医師の本来の仕事は目の前の患者のケアをすることであり、集団としての健康に対する配慮はあくまでも二次的なものであるべきだ、という考え方である。これは伝統的な医療倫理に沿った見解であり、専門職の第一の規範である「クライエントの最善の追求」を強調したものである。しかし、この発言に対しては、医師の津谷喜一郎が、「わたしはそれに賛成しません。『公共の健康』（public health）が先に来るべきです」と直ちに反論[3]を加えている（Levine et al. 1999: 372）。これを受けて光石は、さらに次のようにいう。

伝統的な医師としての役割とは、個々具体的な眼前の患者のために忠実に行動すること、新しい研究者としての役割とは、仮説の検定を成功させ医学知識を増大させて、クラスとしての将来の患者たちに奉仕すること、です。さて、この二つの役割があちらを立てればこちら立たずの関係になる場合つまり義務の衝突があるときに、どちらを優先させるでしょうか。優先させるべきでしょうか。わたしは前者を優先させて欲しい、させるべきだという観点から、my patient への consideration を先に、と考えているのです。（Levine et al. 1999: 373）

この後、議論はこれ以上展開されていないが、ここではまさに、私の患者（my patient）と公共の健康（public health）のどちらを基本的に優先するのかという問いが、治療と研究との葛藤に対応して問われているのである。この意味において、光石の発言は、医療システムのあり方そのものに関わる一つの規範的な立場を提示している。というのも、われわれが基本的な優先順位を「私の患者」に置くのか、「公共の健康」に置くのかによって、まったく異なる医療システムが選択されることになるからである。「私の患者」を優先するという選択肢を突き詰めていけば、それは「治療学の科学化」が起こる以前の状態への回帰を帰結することになる。反対に、「公共の健康」を優先することを突き詰めていけば、研究の社会的利益を個人のケアよりも重くみるようなシステムを形成することになる。

もちろん、光石が問題にしているのは、どちらかを優先しなければならないような極限的な状況であって、それ以外の状況では両者はなんとか折り合いをつけながら進行していくことが前提とされている。しかし、基本的な路線として「どちらかを選ぶ」という選択が行われた場合には、医療システムはその「経路」に沿って発展していくことになるだろう。実際、世界各国の医療システムは、それぞれの社会的文化的状況に応じて、すでにこのどちらかの重みづけを行っているのである。(4)

しかしながら、本書がこれまでの議論の中で結論として提示した答えは、この二択ではなく、両方のバランスをとるという意味での「中道」であった。そのために、第五章では、研究と診療と教育という専門職の三つの機能がバランスよく発展するためのモデルを構築することが今後の課題となるという結論を提示した。それゆえ、われわれはこのどちらかを選ぶ道ではなく、あくまでも両者の有機的統合を目指すという道が残されていることを思い起こさなければならない。実際、かつて医事法学者の唄孝一が、「one of one」と「one of them」という表現を用いて現代医療の特質を述べた際の発言には、こうした方向性が示唆されている。(5)

こうして事実としては近代医療はさまざまの意味で患者を one of them として扱うことを不可避とするが、にもかかわらず基本的に本質的には医療は one of one でなければならない。つまり客観的条件として one of them を不可避としながらも、その中で医師は one of one の原点を見失わないという難題を要請されるのである。

こうして医師としては one of one と one of them との二面性の中で矛盾のない統一体を求めて、医療としての根本的要請たる one of one の徹底に努めなければなるまい。（唄 1994：29）

ここで唄は、「二面性の中で矛盾のない統一体」を求めるという表現によって、医師が「私の患者」と「公共の健康」という視点のなかで引き裂かれつつも、そのどちらをも手放さずにいるべきだと主張している。唄によれば、医師が職業人として医療を行い、しかも人体を時に生物として扱う近代医学の枠組みに基づいて、病院組織のなかで患者の治療を行う限りにおいて、医師は大多数の中の一人の患者（one of them）として患者を扱わざるをえない。しかしそれにもかかわらず、医療が究極的には患者の個別性と向き合うものである以上、その原点はたった一人の患者（one of one）にある。それゆえ、医師は「客観的条件として one of them を不可避としながらも、その中で医師は one of one の原点を見失わないという難題を要請される」ことになる（唄 1994：29）。さらに唄は、こうした「二面性」が実は医師だけではなく、患者にも求められるのだという。

なお私は患者にとっては、自ら one of one としての医療を医療側に要求するとともに、いつも one of them たることを自覚し、他の患者との連帯の中で自己の病を考えるべきで、そのことこそ市民社会の中の患者に望まれる心構えだと信じている。（唄 1994：29）

ここで唄は、患者のほうも、自分が医師にとって「私の患者」であるとともに、他の患者との連帯に基づく「公共の健康」の担い手であるという「自覚」を持つべきだ、と主張しているのである。[6] この意味において、ここでは医師と患者のどちらにとっても、「one of them」と「one of one」をつなげていく視座が採用されている、とみることができる。

ところで、唄の議論の趣旨を理解する上で、その念頭にあった経済史家の内田義彦の発言に言及しておくことは無意味ではないだろう。内田義彦が自らの闘病体験をベースとしながら、独自の視角から医療の本質について鋭い発言をしていることはよく知られているが、唄もまたかつて内田の発言に「医療を考える視座」を求めた一人である（内田ほか 1985：3）。実際、唄が「他の患者との連帯の中で自己の病を考える」という表現で患者の側での「one of them」へ言及するさいに、「社会が、私の外にあるだけではなくて同時に私の中に入って私を支えている」という内田の発言からの影響を読み取ることは、そう的外れではない（内田 1989：318-319）。

これら一連の内田の考察のなかでも、彼自身が「その後の私の仕事のいわば方向性を定める」ものであったと自認していたのが、「方法を問うということ――看護人的状況としての現代における学問と人間」と題されたエッセイである（川喜田ほか 1982：11）。このなかで、内田は唄が述べたような、「one of them」と「one of one」に引き裂かれてある状況を「看護人的状況」と名づけ、以下のように印象深い事例を挙げながら、その状況下での人間のあり方について述べている。

ひとはたとえば、鉱山の暴発に際して「防火壁」の前に立つ一人の人間を思い浮かべてもよい。その壁を閉ざすことによって、壁外の九九人は助かる。が、内の一人は確実に死ぬという事態で、しかも、その処置が彼（ないしは彼女）ひとりの決断と行為にかかっているという状況における一人の人間だ。生きた総体としての一人の人間と一〇〇分の一としての人間が、彼（ないしは彼女）の脳裏にある。

よき技術者たらずして一〇〇人を殺したものは、よき人間ともいえぬであろう。逆にしかし、「よき技術者」として九九人を救いえたとしても、一人の人間の生命を意識して断ったというい
たみを持ちえない「技術的」人間の発想からは、一人を殺さずして一〇〇人を救いうる一パーセントの可能性の探求すら出てこないだろう。その一パーセントの可能性の探求の心こそが、現在の安全設備の欠如や、さらにその奥にある安全性の考え方そのもの（一般化していえば、現代の

> 科学とその適応の不完全性）に対する認識を可能にもしているし、またその逆なのだ。一人一人の人間の持つ生命の重さの感覚を別にして、人間一般の生命の尊さの感覚は絶対に生まれえない。生命の尊さという社会的な観念に内実を与えるものは、一人一人の人間の生命の尊さに対する一人一人の人間の感覚である。（内田 1988：259-260）

ここで内田が示しているのは、どうしようもなく「one of them」の優先が不可避となる状況を認めつつも、同時に、それに居直ることを許さないという倫理的立場である。なぜならば、ひとはいったん原則として「one of them」の優先を認めてしまえば、結果として「一人を殺さずして一〇〇人を救いうる一パーセントの可能性」への探求が生じてこなくなってしまうからである。その意味で、かれはたとえ究極的な選択が両者のあいだにあったとしても、その選択を倫理的に正当化するべきではないという。むしろ、基本的には最後まで「one of one」と「one of them」の止揚を目指す態度こそが望ましい。

それでは、なぜこうしたぎりぎりの探求がなされうるかといえば、それはまさにそもそも「one of them」なるものに「内実」を与えているのは「one of one」であり、それを簡単に切り捨てることのできる「one of them」がいかに空虚なものであるかを彼が知っていたからに違いない。ここにおいて唄のいう「根本的要請」としての「one of one の徹底」という言葉の重みが理解される。

翻ってみれば、そもそも伝統的な専門職倫理のなかでも、元来この二つの義務は相反するものとしては考えられてこなかった。例えば、弁護士にしろ、医師にしろ、彼らは「クライエントの最善の追及」を掲げながらも、それが決して社会から分離した「最善」だと考えていたわけではない。むしろ、クライエントの最善を追求することをもって、公共の利益に奉仕するというのが専門職のイデオロギーの根幹を形づくってきたのである。ここにおいては、「クライエントの最善」なるものは、単なる患者個人の欲求というものとは次元を異にしている。言い換えるならば、「クライエントの最善」は、専門職とクライエントが、公共の利益と釣り合いをとりながら共同で作り上げていく創造物なのである。

このように、もし「one of one」と「one of them」との「統一体」をわれわれがあきらめないならば、目指すべきなのは、医療倫理の内実を「個と集団」を対立的に捉えないような視点、さらにいえば、「個」の向こうに「社会」を見るような視点から書き換えていくことではないだろうか。もちろん、その具体的な形はいまだ明確ではない。しかし、実はこれまで本書が取り上げてきたいくつかの優れた研究倫理の枠組みは、こうした図式をすでに内包していた。レヴァインの意図モデルと承認モデルの併用しかり、フリードマンの均衡論しかりである。どちらも、個々の医師の意思決定の向こうに、医療者コミュニティの存在を見据えながら倫理的問題を考えている点では共通している。彼らの発想にあっては、医師もまた社会のなかで呼吸していることが常に前提とされているのである。だとすれば、患者への眼差しにおいても、「one of one の徹底」からみえてくる「one of them」というものがありはしないか。

われわれには、こうした方向で医療倫理を刷新していく可能性が残されていること、またそれが必要とされていることを確認して、本書を閉じることにしたい。

注

序　章

（1）正式名称は「生物医学・行動科学研究の被験者保護のための全米委員会（National Commission for the Protection of Human Subjects of Biomedical and Behavioral Research）」。以下、本文中では「全米委員会」、文献表記はＮＣＰＨＳと略記する。

（2）「はしがき」において述べたように、日本語の「研究倫理」という言葉は、「科学者の不正行為」を強く連想させる。しかし欧米の文献においては、「研究倫理（research ethics）」という言葉は、主に人を対象とする研究の倫理を念頭において使用されている（山崎 2002：4）。研究者の不正行為については、山崎（2007）および Lock et al. eds.（2001＝2007）を参照。また、人を対象とする研究において、近年注目されている不正行為の問題として、利益相反（conflict of interest）の問題がある。これについては、田代（2010 f）でその概要を論じた。

（3）本書では、「臨床研究（clinical research）」という概念は、人体の一部もしくは全体を対象とした研究全てを指す。また「臨床試験（clinical trial）」は、臨床研究のなかでも、新しい医学技術の有効性と安全性を評価するために、研究計画書に基づいて行われる侵襲行為を指し、医薬品等の開発に際して実施される「治験」よりも広い概念として使用する（広義の「臨床試験」）。これら概念の整理については、光石（2003：212-216）を参照。

（4）ただし、本書では主として病院など臨床の場で行われる患者対象の医学研究を扱う。そのため、健常人対象の臨床試験、フィールドで行われる疫学研究、人由来試料・データを利用した医学研究などについては十分に扱えない。なお、健常人対象の臨床試験については、田代（2006）において、ヒト胚や胎児を対象とする研究については、田代（2004）および田代（2009）において概略を論じている。

（5）なお、研究倫理の文脈における搾取概念は、政治哲学者のアラン・ワースハイマーが、不公正な利益と負担の配分という観点から展開した議論に依拠したものである（Wertheimer 1996）。

（6）より正確には、医学研究の被験者となるべきなのは、第一に医学研究者自身であって、それ以外の被験者を募るにしても、「最も強い動機を持った人たち、最も高い教育を受けた人たち、そして、共同体の中で最も『虜囚的（captive）』ではない構成員たちのうちから捜し求めるべき」だ、という命題のことである（Jonas 1969: 235＝1988: 114-115）。

（7）この点については、市野川（2003）の記述から示唆を得た。

（8）ただし、日本人の手による研究倫理に関する本格的な研究書としては、ほぼ唯一の例外として、医師の砂原茂一による二冊の著書をあげることができる（砂原 1974, 1988）。また例外的な古典の翻訳として、ランダム化比較試験の倫理に関するチャールズ・フリードの著作がある（Freid 1974＝1987）。また、研究書ではなく、研究者や倫理委員会委員を対象とする実用書は、複数出版されている。欧米の文献の翻訳として、Greenwald et al.（1982＝1987）、Shamoo & Khin - Maung - Gyi（2002＝2004）、Amdur & Bankert eds.（2007＝2009）が、国内の文献として、尾藤（2008）、玉腰・武藤（2011）、笹栗・池松編（2011）がある。なおこれ以外の国内文献としては、古澤他（2000）、安藤・安藤編（2005）、河原・坂上編（2010）など心理学の分野に特化したものが目立つ。

（9）たとえば、生命倫理学を代表する理論枠組みとして、ビーチャムとチルドレスによる四原則アプローチがある（Beauchamp & Childress 2001＝2009）。この枠組み自体は、日本の臨床現場でもよく知られているが、そのルーツが、実は人を対象とする研究のための倫理ガイドライン「ベルモント・レポート」の三原則にあることはそれほど知られていない。

実際、四原則アプローチを体系的に展開した数百頁に及ぶ前者がすでに一九九七年に邦訳されているにもかかわらず、わずか十数ページに過ぎない後者のガイドラインは、二〇〇一年になるまで邦訳されていない（ＮＣＰＨＳ［1979］1998＝2001）。

（10）とりわけ、「疫学研究に関する倫理指針」の制定にあたっては、被験者からの同意のあり方など、研究倫理の中心的問題が詳しく検討されている。その成果として、玉腰（2000）と丸山（2001）を参照。

（11）これらの先行研究に基づき現状を詳細にレビューしたものとして、田代（2010b, 2010d, 2010e）を参照。

（12）最初期の貴重な研究として、宮野晴雄による一連の研究が挙げられる（宮野 1974, 1975a, b など）。

（13）人体実験論としては、金川（1971）、武田（1981）、甲斐（1991）、石原（1997）が、新薬の臨床試験については、加藤（1984）、唄（1987）、金川（1994）などが挙げられる。

（14）このシンポジウム「臨床研究」では、日本における臨床試験の現状と関係する各国の法制度のあり方が議論され、その内容は『年報医事法学』の一三号（一九九八年）で読むことができる。また、二〇〇一年にはシンポジウム「医療・医学研究における規制のあり方」が開催され、主に国内の遺伝子解析ガイドラインと特定胚・ＥＳ細胞指針による研究規制について議論された。その内容は『年報医事法学』一七号（二〇〇二年）で読むことができる。

（15）さらに近年の注目すべき研究成果として、上智大学の町野朔を中心とする研究グループによる「ライフサイエンスと法政策」シリーズの公刊（町野・辰井編 2009；町野・雨宮編 2009；青木・町野編 2011）と、早稲田大学の甲斐克則を中心とする研究グループの医事法講座シリーズの公刊がある（甲斐編 2009, 2010）。ただし前者の焦点は主に人の一部を対象とした研究にあり、後者は必ずしも研究という文脈に特化したものではない。

（16）近年、いくつかの研究機関においては、通常の倫理委員会に加えて、「研究倫理支援」の機能を持った組織が生まれつつある。研究倫理支援の現状については、神里・武藤（2010）を参照。

（17）これら全国調査以外にも、倫理委員会そのものの機能やあり方については、多数の研究蓄積がある。特に研究倫理に関連したものとして、武藤（1995）と宇都木（1995）をあげておく。

（18）生命倫理における実証的アプローチの動向に関しては、額賀（2007）を参照。

（19）その他に、関連する研究として、ニュルンベルク綱領の歴史についてまとめた市野川（1993）、タスキーギ事件について詳細に検討した金森（2003）や日米の生命倫理委員会の歴史についてまとめた額賀（2009）などがある。

（20）ただしその例外として、偶発的所見（incidental findings）の対処義務について論じた林（2010a, b）が挙げられる。

（21）フォックスの一連の議論については、田代（2002）を参照。

（22）倫理という用語の用いられ方については子安（2000）を参照。

（23）たとえば、グードのいう、(1)抽象的知識体系（一般理論）についての長期にわたる特殊な訓練と(2)その活動が公共への奉仕を志向していること、という二つの要件も、基本的には、ある特定の技術とその用い方についての規範（倫理）という意味で、同型のものである（Good 1969）。

（24）生命倫理領域における「ソフト・ロー」の功罪については、田代（2010e）で論じた。

第一章

（1）とはいえ、ＩＣは「個人主義」的な「裁判社会」の産物で、「わが国の伝統的文化」に馴染まないといった発言は、アメリカの現状の無視でしかない。アメリカの臨床現場でのＩＣの現状については、ＰＣＥＭＲ（1982b）、Miyaji（1993）、Lef'lar（1995）を参照。

（2）ドイツ語のMund Therapie（「口頭での治療」）から派生した表現であり、本来は医師による患者への分かりやすい説明を指していたが、誤用されて「患者を適当に言いくるめる」という意味で使われるようになったとされる（日本医師会生命倫理懇談会編 1990：11）。

（3）もちろん、ICは言葉の意味からして、「情報を得た上での（患者側の）同意」であるから、医師が行うことはできない。

（4）「プロセスとしてのIC」については、Appelbaum et al.（1987＝1994）を参照。

（5）もちろん、このモデルに対しては患者の側の選択権をより重視し、インフォームド・コンセントよりもインフォームド・チョイスを提唱する立場からの反論もあるだろう。だがここではその妥当性については述べない。「自律的権限委任」としてのICと「共同意思決定」としてのICの対立については、Beauchamp & Childress（2001＝2009）の第三章を参照。

（6）水野（1990）、森岡（1994）、星野（1997）を参照。程度の差はあるものの、二つのICを明確に区別して論じていないことと、診療のICが中心であることは共通である。

（7）金沢大訴訟の大まかな経緯は以下の通り。原告側のAさんは、一九九七年一二月に金沢大学附属病院に入院して卵巣癌の摘出手術を受け、一九九八年一月から手術後の追加治療として抗癌剤治療を開始した。しかし、その副作用があまりにも激しかったため、知人を介して同大産婦人科の主治医ではない別の医師に相談したところ、抗癌剤治療は同科で実施されていた比較臨床試験の一部であったことを知らされた。臨床試験に参加していたことを知らなかったAさんは驚き、その後病院を移ったが、末期癌であったため、まもなく亡くなった。その後、家族がAさんの遺志を引き継ぎ、損害賠償を求めて、一九九九年六月に金沢地裁に提訴した。二〇〇三年二月、金沢地裁は、同意を得ることなくAさんを研究の被験者としたことは、患者の人格権の侵害であるという原告側の主張を認め、国に一六五万円の損害賠償の支払いを命じる判決を下した。被告側はこの判決を不服として控訴したが、二〇〇五年四月の高裁判決でも基本的には被告側の主張が認められ、現在ではこの高裁判決が確定している。詳細については、仲正ほか（2003, 2006）、仲正（2005）、田代（2008b）を参照。

（8）新薬の製造または輸入承認のために行われる臨

床試験。詳しくは本章の第3節を参照。

(9) 以下の整理は、Faden & Beauchamp（1989＝1994）第二部に基づく。

(10) シュレンドルフ判決は次のように述べている。「成人に達し、健全な精神をもつすべての人間は、自分の身体になにがなされるべきかを決定する権利がある。したがって、患者の同意なしに手術をする主治医は暴行を犯すことになり、その損害への責任を負う」（Faden & Beauchamp 1989：123＝1994：101）。

(11) 法において、行為者の有責性を判定するための基準とされる架空の行為者であり、平均的な注意力、行動力、判断力を持って行動するとされる。ＩＣの法理との関連についてはFaden & Beauchamp（1989＝1994）第二章及び第四章を参照。

(12) ただし、法理論のＩＣが、紛争によって対立的となっている医師−患者関係を「診療のＩＣ」のモデルとしてきたことに関して、こんにちでは医事法学者からの批判も提出されている。例えば、吉田（2003：318）を参照。

(13) 正式名称は、「医療と生物医学・行動科学研究における倫理的諸問題の検討に関する大統領委員会（President's Commission for the Study of Ethical Problems in Medicine and Biomedical and Behavioral Research）」（一九八〇～一九八三年）。以下本文中では「大統領委員会」、引用はＰＣＥＭＲと表記。

(14) 調査結果の概要は次の通り。ハリス調査によれば、臨床現場では、医師は患者に説明を与えたと考えていても、必ずしも患者は医師の説明を受けたとは考えていない。そのうえ、医師と患者を含むアメリカ人の多くはＩＣの主体が患者であると考えていない。また、ＩＣを知らない一般人は二一％にのぼり、単なる情報提供を超えて、治療のリスクや他の治療の選択肢について情報を得ることとしてＩＣを捉えている人々は一割以下であり、他の治療の選択肢について説明している医師も一四％に過ぎなかった（ＰＣＥＭＲ 1982b：17-316）。なおハリス調査の抄訳として、金川（1988：92-123）がある。

(15) 二人は二〇〇〇人の患者、三五人の医師、二〇人の看護婦、多くの家族構成員を対象に、参与観察による分析を行い、一般に医師は、患者が治療法を選ぶ意志決定の場面では、明らかに優勢な行為者であり、患者の通常の役割は医師の勧めにおとなしく従うことにすぎなかった、という結論を提示している（PCEMR 1982b: 317-410)。

(16) ただし、アメリカの規制が強制力を持つのは連邦研究助成を受ける施設のみであることに注意したい。他の諸外国の研究規制の状況については、㮈島ほか（2002）を参照。

(17) 病院倫理委員会については、Hester ed.（2008＝2009）を参照。

(18) 本書では、国内の文献においてしばしば「国家研究規制法」と訳されている“National Research Act”を一貫して「全米研究法」と訳している。「国家研究規制法」という訳語は、そもそも「規制」のみが目的ではないこの法律の性質、およびアメリカ社会の分権的構造を踏まえた場合、適切な訳ではないと判断した。

(19) 具体的には、全米研究法は以下のように規定している。「長官は規制により、本法案のもとで、人間の被験者を対象とする生物医学・行動科学研究を含むあらゆる計画やプログラムに対して助成金や契約を申請する各機関が、そうした助成金や契約の申請書において、またはそれとともに、人間の被験者を対象とする生物医学・行動科学研究の被験者の権利保護のために、そうした機関によって行われる、ないしは資金援助される研究を審査する委員会（IRBとして知られている）を設立していること（長官が規定するであろう規制に従って）を、十分に保証するものを長官に提出することを要請するものとする」。

(20) カレン裁判の詳細については、香川（2006）を参照。

(21) 訳文は、唄（1989b: 157-158）による。

(22) 一九八三年にはアメリカの病院の一%しか、治療上の意思決定にかかわる倫理委員会を設置していなかったが、一九八七年には六〇%以上の病院が倫理委員会を設置するようになった。さらに、一九九八年から一九九九年にかけて行われた包括的な調査の結果によれば、こんにちではおよそ九三%の病院に倫理委員会が存在しているという(Aulisio 2003: 841=2007: 2814)。

(23) もちろん、こんにちの「ピアレビュー」の原型とでも言うべき、医師同士の相談の必要性は、すでに一九世紀にトマス・パーシヴァルが『医療倫理』(一八〇三年)のなかで、指摘していたものである。けれども、それから一五〇年以上、こうしたインフォーマルな相談が「倫理委員会」という形で制度化することはなかった。それどころか、現代の研究倫理コードの「古典」ともいえるニュルンベルク綱領(一九四七年)やヘルシンキ宣言(一九六四年)においてさえ、「倫理委員会」に類する規定は存在していない。こんにちのヘルシンキ宣言にあるような、審査委員会の規定が含まれるようになるのは、一九七五年の東京改訂以降である。

(24) この調査の詳細に関しては、本書の第二章を参照。

(25) とはいえ、この時点では、まだこの委員会メンバーは専ら「同僚」に限られており、こんにちのIRBのように非医療職の参加は必ずしもその要件ではなかった。実際、当時のNIHの調査によれば、実に七割以上の施設が構成員を直接の同僚に限定していたという。重要な変化が現れたのは、一九六九年五月一日のガイドライン改訂であり、ここではじめて「生物医学研究に携わる科学者だけで構成される委員会は、こんにち委員会に期待されている役割を全うするには不適切である」との指摘がなされた(Levine 1988: 324)。

(26) 本書の立場からすれば、この「治験」という言葉には次の三つの点において、大きな問題がある。第一に、日本の臨床研究の場面では、「治験」は "clinical trial" の訳語として流通しているが、実際に「治験」という語が示すのは、その一部に過ぎない。第二に、「治験」とは「治療試験」の略語であるとされるが、「治療試験」という概念がすでに、治療と研究の境界を曖昧にさせている。第三に、臨床試験の翻訳語という文脈を離れた「治験」という日本語本来の意味は、「治療のききめがあること」であり、それはすなわち「治療」を意味するのであるから、それを「研究」の訳語として採用することは、被験者の「治療との誤解」を促進することになる。

（27）以下の記述は、主にLeflar（1996＝2002）、北澤（2001）による。

（28）もっとも、この背景には同時期に製薬企業の国際進出に際して、日本も国内の研究倫理システムを組み立てる必要に駆られていたという事情もあったという（Leflar 1996: 75＝2002: 75）。

（29）臨床研究に関する各種行政指針の現状と課題については、田代（2010b, 2010d, 2010e）を参照。

（30）新GCP実施以降に急速に広まってきた新しい職種であり、被験者、医療従事者、製薬企業の担当者の調整、及び被験者への説明や治験のデータ管理等を行う。看護師または薬剤師の有資格者がなることが多い。

（31）ただし、近年一部の医療機関では、医薬品や医療機器を扱う試験を、治験と同じ委員会で審査するようになっている。詳細については、田代（2010d）を参照。

（32）北里大学の倫理委員会の位置づけについての唄の発言として、星野編（1993: 123-124）、星野編著（1999: 192-193）を参照。また北里モデルについては森下（1993: 13-14）を参照。

第二章

（1）FDAについては、石居（1999, 2004）を参照。

（2）一九七九年に教育省（Department of Education）が独立して以降は、保健福祉省（Department of Health and Human Services, DHHS）となる。「米国厚生省」と表記されることもある。

（3）この過程をもう少し詳細に記述すれば、以下のようになる。DHEW規則（45 CFR 46）は、一九七三年一〇月九日の連邦政府官報に原案が掲載され（38 FR 27882）、修正のうえで翌年五月三〇日に公布、七月一日から施行された（39 FR 18914）。このDHEW規則の「総則」にあたる部分は、胎児研究に関わるB節という「各論」が付加されたことで、A節となる。A節は、その後全米委員会の勧告を取り入れながら、一九八一年にほぼ現在の形に整えられ、さらに修正を重ねたうえで、一九九一年に他の一六の省庁も採択する「コモン・ルール」となった。一九九六年時点でのＤＨＥＷ規則（この時点ではＤＨＨＳ規則）の訳として丸山（1996, 1997）、法制化の過程として、宮野（1974）及び丸山（1998）を参照。

（4）なお、宮野自身は一九七四年の変化を含めて「四つのヤマ」という表現をしているが、ここでは一九七四年の変化それ自体は扱わないため、「三つのヤマ」と表記した。

（5）ＮＩＨは、国立がん研究所や国立精神衛生研究所などの数十の研究所や研究センターからなる世界最大の医学研究機関である。ＮＩＨについては、掛札（2004）を参照。

（6）一九六四年六月にフィンランド・ヘルシンキの第一八回世界医師会総会で採択された「ヘルシンキ宣言」は、一九六一年九月のジェノヴァ総会で起草された。田代（2010g）を参照。

（7）ただし、ナチスドイツの行った非倫理的医学実験を裁くなかから生まれたニュルンベルク綱領は、「野蛮人には適切な綱領だけれど、普通の医師である科学者には必要ない綱領」だとアメリカでは捉えられており、制定当初はあまり注目されなかった（Katz 1992: 228）。

（8）ただし、ウェルトの質問では「手続き上の文書（procedural document）」と表現されている。

（9）なお、この規制は主に臨床試験の手続きにかかわる規則（ＩＮＤ規制）であり、残された主要な規則である新薬申請規則（ＮＤＡ規則）は六三年の六月二〇日に公示されている。

（10）通常、少数の被験者対象に安全性を確認する第Ⅰ相試験と、有効性と副作用に関する第Ⅱ相、多くの患者を対象として既存薬との比較を試みる第Ⅲ相試験からなっている。

（11）医薬品の臨床試験の際に、その効果に関する主観的なバイアスを減じるために、投与される薬が新薬か対照薬（またはプラセボ）のどちらであるかを知らせないで投与する方法。投与する側も投与される側もどちらも「目隠し」される場合を二重盲検法という。

(12) なお、この改革の背景として、認知症の老人に同意なしにがん細胞を注射するという「ユダヤ人慢性疾患病院事件」の発覚があるといわれている(Curran 1970: 420)。

(13) 本来の意味は「患者を満足させるか、心理的効果を期待して与えられる活性を有しない物質」、あるいは「苦痛を和らげるか、満足させる、喜ばせる、のに役立つもの」とされ、プラセボとしては薬理学的に活性がないかほとんど無視できるものが使用されるという。近年では「偽薬」という訳語は、プラセボの本来の意味を誤解させるので使用しないほうが良いとされている(日本臨床薬理学会編 2003: 97)。

(14) 具体的な文言は、「同意を得るための情報を提供することが、患者の病状に深刻な影響を与えかねず、医師が、この患者の場合、同意を得ることが患者の最善の利益を侵害しかねないという専門職業上の判断を下した時」となっている。

(15) カランはこの点に関して、前者は一九六二年の修正薬事法に含まれていたものであり、後者は同年のビーチャー論文の影響ではないかと指摘している。加えて、一九六六年一一月三〇日にアメリカ医師会が採択した「臨床研究の倫理ガイドライン」にもこの代替案に関する規定がはいっており、FDAはその草稿を入手していただろうとも推測している(Curran 1970: 424)。

(16) RCTの歴史については、砂原(1988: 78-87)を参照。

(17) ただし、当時はCCT(controlled clinical trial)と表記されていた。

(18) 浜(1996: 27-28)を参照。

(19) この点に関わる古典的な議論としてFried(1974=1987)を参照。

(20) 例えば、キングは、これを論拠としてRCTを基準として作られている現在の規制政策に対する批判を述べている(King 1995)。

(21) ヘルシンキ宣言は二〇〇〇年改訂まで、治療的研究と非治療的研究の区別を保持したが現在は両者の区別を廃棄している。また、治療的研究に関して医師の裁量権による例外を設ける規定は一九七五年の東京改訂において廃棄された。以上の詳細については、田代（2010a）を参照。

第三章

（1）本書では、「リサーチ」と対比的に論じられている「プラクティス」という言葉を、主として「診療」ないしは「治療」と訳しているが、レヴァインの議論においては、「プラクティス」は治療・診断・予防を包括する概念として定義されている。また、医学分野以外の領域をも含む際には、「実践」と訳す場合もある

（2）この点について、広井良典の以下の指摘を参照。『『アメリカにおける医療と医学』ということについて、わが国において人々が想起するイメージは多面的であり、場合によりそれらは互いに相反するような像を形づくっているように思える。一面において、それは『ヘルスケア・クライシス』という言葉が示すように、高騰する世界最高の医療費（一九九〇年において医療費の対ＧＮＰ比率は一二パーセントを超え、日本の二倍強に及ぶ）の負担に悩まされつつ、国民の二割近くがなおまったくの『無保険者』の状態にとどまっているという、反面教師的ともいえるようなネガティブなものである。ところが他方において、医学や医療技術の水準という側面に注目すれば、アメリカはなお圧倒的な『医学研究大国』として、世界の医学・生命科学研究をリードしており、各国から多くの研究者等を吸引する存在でありつづけている」（広井 1992: i）。

（3）別名「ブッシュ主義」とも呼ばれる。この名称は、科学研究開発局（ＯＳＲＤ）の長官ヴァネヴァー・ブッシュの名に由来する。ブッシュは終戦直後に、ローズヴェルト大統領に対して、『科学——終わりなきフロンティア（Science: The Endless Frontier）』と題された報告書を提出し、科学研究助成の必要性を強く訴えた。科学哲学者の村上陽一郎によれば、この報告書は、「限りなくフロンティアを拡大しつつ前進する科学研究の成果を、国家・社会が最大限に活用することによって、抱えている問題を一つ一つ解決し、社会自身もまた、限りなき前進を遂げることができるという考え方」に支えら

れていたという（村上 2000：24）。

（4）タスキーギ梅毒研究とは、連邦機関の指揮のもとでアラバマ州マコン郡において、一九三二年から一九七三年までほぼ四〇年間にわたって継続された梅毒患者の自然経過観察研究をさす。その内容は、治療を受けていない梅毒患者の集団の健康と寿命を、非梅毒人口集団と比較するものであり、梅毒治療法の効果を確認することが目的だった。だが、次第に資金がなくなり、研究目的から治療は消え、ただの経過観察へといつしか変容していった。被験者は黒人の貧困層であり、彼らは病気の名前はおろか、実験に参加しているということも知らされることはないままに実験は継続された。タスキーギ研究はその当初からアフリカ系アメリカ人のセクシュアリティへの人種的偏見のもとで始められ、経過観察のための梅毒のリスクを伴う検査を「治療」と偽って行い、梅毒に対する特効薬が開発されて以降も被験者には治療が行われなかったという点で、重大な倫理的問題を提起した。詳しくは Jones（1993）を参照。

（5）もう一つの大きな要因としての中絶胎児研究については、田代（2009）を参照。

（6）これらの報告書は、それまでの非倫理的人体実験の特質に鑑み、そのほとんどが、子どもや囚人や精神障害者等の、弱い立場にある被験者の保護に関わるものとなっている。一覧は次のとおり。⑴「胎児に対する研究」（一九七五年七月）、⑵「囚人を含む研究」（一九七六年一〇月）、⑶「精神外科」（一九七七年三月）⑷「情報公開法に基づく研究情報の開示」（一九七七年四月）、⑸「子どもを含む研究」（一九七七年九月）、⑹「施設に収容されている精神障害者を含む研究」（一九七八年二月）、⑺「施設内審査委員会」（一九七八年九月）、⑻「保健教育福祉省による医療サービスの配分に関する倫理的ガイドライン」（一九七八年九月）、⑼「ベルモント・レポート――研究被験者保護のための倫理原則とガイドライン」（一九七八年九月）、⑽「特別研究（生物医学・行動科学の進歩の意味）」（一九七八年九月）。なお、⑷と⑽以外の報告書には、補遺（Appendix）が存在する。

（7）なお、ベルモント・レポートには二つの日付が存在している。というのも、一般的には、連邦政府官報（FR）にレポートが掲載された一九七九年四月一八日をもって公刊年とされているが、全米委員会の任期は一九七八年までであり、保健教育福祉省（DHEW）の刊行物として一九七八年の後半にも独立した冊子として刊行されているからである。本書では一般的な用法に従い、一九七九年という表記に統一している。

(8) これを変形したものが、ビーチャムとチルドレスの四原則（「自律尊重」「無危害」「善行」「正義」）である（Beauchamp & Childress 2001＝2009）。

(9) 七つの倫理原則は以下の通り。(1)自己決定の尊重、(2)個々の研究被験者の利益、(3)現在と未来に渡る他の個人と集団の利益、(4)個々の被験者への危害の最小化、(5)結果的に生じる他者への危害の最小化、(6)分配的正義への配慮、(7)補償的正義への配慮（Jonsen 1998：103＝2009：131）。

(10) 例外的にこの問題を主題的に取り上げている国内の文献として、笹栗・柴田（2008）がある。

(11) 残りの二つは、「IC」と「リスク・ベネフィット評価」である。

(12) 後にレヴァインは、「研究倫理のバイブル」と呼ばれる『臨床研究の倫理と規制』（初版一九八一年）を出版している（Levine 1988）。

(13) 実際、全米研究法が委員会に委託した審議項目のトップは、「人間の被験者を含む生物医学・行動科学研究と受容されルーティン化した診療の境界」（Sec. 202. B）に関する議論であった。それゆえ、委員会は個々の具体的な論点を検討する前に、こうした研究概念の彫琢、特に研究と診療の区別に関わる問題に取り組むことになった。委員会はこの問題に関して、医学・法学・心理学・社会科学といった多様な背景を有する専門家から意見を聴取するとともに、レヴァインに総論的な草稿を提出するよう要請した。現在、これらの論考は全二巻からなる大部のベルモント・レポート『補遺』に収録されている。

(14) これは通常、信認関係（fiduciary relation）と呼ばれるものであり、医師―患者関係など専門職とクライエントの人間関係の特質を理解するモデルとして広く知られている（樋口 1999）。

(15) レヴァインは論考のなかで、しばしばこの第二の分類のもっとも洗練された形態を「FDAモデル」と呼び、その承認のプロセスについて仔細に検討している (Levine 1978: 12-18)。

(16) 全米委員会に提出されたペーパーでは、法学者のロバートソンと医師のフェアシュタインらは意図モデルを主張し、精神科医のギャラントと心理学者のロンドンは承認モデルを主張している。

(17) ただしレヴァインは後半の補論においては、革新的治療を「革新的診療 (innovative practice)」と言い換え (Levine 1978: 34)、後に全米委員会の報告書である『囚人を含む研究』で使用された「未検証の診療 (nonvalidated practice)」を最も適切な呼称としている (Levine 1977: 380)。この背景にあるのは、レヴァインが議論の対象を治療だけでなく診断・予防にまで拡大すべきであると考えたことに加え、ここで問題になっていることが必ずしも「新しさ」ではなく、有効性・安全性に関する検証がなされていないことだと捉えているからである。

第四章

(1) キング自身はこうした治療法を「実験的治療 (experimental treatment)」と総称しているが、本書では前章の議論との連続性から、「革新的治療」という用語を採用する。

(2) 正確にはRACおよび、その小委員会である遺伝子治療小委員会 (Human Gene Therapy Subcommittee, HGTS) での議論である。

(3) キングによれば、このように研究を治療的ニュアンスで解釈するスタンスは、当時の議事録にも反映されているという (King 1995: 10)。というのも、実際の議論においてケイプロンはFH遺伝子治療が「研究」であることを強調していたにもかかわらず、記録では、子どもへの「治療」を限定すべきだと主張したことになっているからである。

(4) このように、キングの議論は、必ずしもあらゆる「革新的治療」を現場の決定に委ねてしまうことに主眼があるのではなく、二分法を自明視しないことで、インフォームド・コンセントのプロセスを充実させることを狙ったものである。それゆえ、後にはキング自身も、研究規制の文脈では、「究極的には革新〔的治療〕は、治療というよりは研究として処理されるべきだ」と述べている（King 2003: 579）。なお、革新的治療の扱いについては、田代（2008a）で詳細に論じている。

（5）「治療との誤解」に関する経験的研究のレビューとしてDresser（2002: 274-275）を参照。

（6）通常の第I相試験においては、健常ボランティアが被験者となるが、抗がん剤（抗悪性腫瘍薬）の臨床試験においては、標準治療が無効、もしくは標準治療の存在しない患者が被験者となるという特徴がある（日本臨床薬理学会編 2002: 244）。なお、健常ボランティア対象試験については、田代（2006）を参照。

（7）後にアッペルバウムらは、治療との誤解を減少させるための方策として、研究者と被験者の交渉に先立って、研究に利害関心のない「中立的開示者（neutral disorder）」が研究と診療の違いを説明することや、同意文書において両者の違いを際立たせることなどを提案している（Appelbaum et al. 1987; Appelbaum 1996）。アッペルバウムらのインタビュー調査によれば、第三者による情報開示を行った場合には、少なくともランダム化やプラセボといった研究手法に関して被験者はよりよい理解を示したという。

（8）この時期の運動について、マストロヤンニとカーンは以下のように述べている。「HIV／AIDSの権利擁護団体は、アクセスとしての正義を主張する急先鋒となった。最初のAZTの臨床試験が行われたときに、ACT UPのような団体は、限られた患者しか試験に参加できないことを批判する集会を組織した。被験者たちは、その利益がどんなに潜在的なものであろうとも、こうした試験薬を友人と分け合い、批判者たちは『臨床試験もまた医療だ』というプラカードを立てて、全国の大都市でデモを行った。研究参加と医療ケアを重ね合わせるようなこうした感情は、単に強調点を変えただけではなく、保護からアクセスへという研究倫理の全面的な転換を示していた」（Mastroianni & Kahn 2001: 25＝2007: 426-427）。

（9）以上の変容について、詳細は石居（1999）の第六章を参照。なお、未承認薬へのアクセスに関する近年の国際的動向については、寺岡・津谷（2011）に詳しい。

（10）マストロヤンニとカーンは、このＮＩＨガイドラインによって、社会的弱者の研究参加の前提は大きく変容し、特別な事情がない限り彼らは研究に組み込まれるべきだという方針が形成されたと指摘している（Mastroianni & Kahn 2001 : 26 = 2007 : 428）。

（11）なお本書第三章で提示した枠組みに依拠した場合、トゥルオグらの主張は承認モデルにのみ依拠しており、意図モデルの重要性が理解されていないという点で問題がある。ただしその一方で、トゥルオグらの提案は、意図モデルからは研究と判断されるが、承認モデルからは診療と判断されるという意味で、「革新的治療」とは対になる研究と診療の境界領域にあるカテゴリー（本書第三章表2の「該当なし」）に対する独自の扱いを求めたものと理解することもできる。なおこの点については、ライダー・リー（ベルゲン大学）、および津谷喜一郎（東京大学）との議論から示唆を得た。

（12）ヒルの臨床的均衡概念については、出口（2005）を参照。

（13）「セント・ジョーンズ・ワート」というハーブであり、一般的にはセイヨウオトギリソウと呼ばれている。

（14）ここでミラーとブロディが念頭においている研究倫理の枠組みは、エゼキエル・エマニュエルらの提唱する「非搾取的枠組み（nonexploitation framework）」である（Emanuel et al. 2000）。なお、この枠組みは、⑴科学的価値ないしは社会的価値、⑵科学的妥当性、⑶公正な被験者選抜、⑷望ましいリスクと利益の比率、⑸独立審査、⑹インフォームド・コンセント、⑺登録被験者への敬意、という七つの倫理的要求から成っている。なお、この枠組みは後に「協同のパートナーシップ」原則を一つ加えた八原則として提示されている（Emanuel et al. 2008）。

（15）このように、相違性見解にとって重要なのは、研究と診療がそれぞれ異なる目的を有しているがゆえに常に緊張状態にあり、医師＝研究者がジレンマに陥っていることを自覚することにある。それゆえ、ミラーとブロディは別の論考で以下のような緊張処理のプロセスを医師＝研究者に提示している(Brody & Miller 2003: 338)。(1)医師＝研究者はこれらの役割に固有の倫理的緊張を正面から受けとめなければならない。(2)医師＝研究者は、研究が通常のケアとは文脈が異なることについて、特に熱心に患者を教育しなければならない。(3)研究者は根気強く患者＝被験者を害から保護しなければならない。(4)研究者は、現在の治療関係に負の影響を与えることなく、被験者がいつでも試験参加を取り止めることができるという権利を尊重しなければならない。ミラーとブロディは、こうしたプロセスを設定することで、実験と治療のジレンマは「不可避だが、処理しうる (unavoidable but manageable)」ものになると主張している。

(16) ヘルシンキ宣言第三〇項については、栗原(2004b) を参照。

(17) もっとも、現実には達成困難であり、その後もその是非をめぐって議論は継続している。畔柳(2009)、田代 (2010g) を参照。

(18) 実際、「治療との誤解」を解くために、ドレッサーはこうした分業を前提とするような提案をしている。それはすなわち、「研究と臨床ケアとは違うという、わかりやすく極端なサインを患者に送る」ために、医療者は白いコート、研究者は赤いコートを着て、研究者は診療の場では患者に会うことはせず、医療者と研究者は別々の場所で仕事をする、というものである (Dresser 2002: 292)。

(19) 実際、ミラーらはそれ以前の論考において、臨床医と科学者という二つの役割を「専門職のインテグリティ (professional integrity)」によって、統合することの重要性を主張している (Miller et al. 1998)。ただし、ここで彼らの主張している「統合」というのは、あくまでも研究と診療は相異なる領域であり、医師＝研究者はその両者の緊張関係を理解して、上手くマネージするべきということに留まっている。この意味において、真に「統合」と呼べるようなモデルを例示しているかどうかは疑問である。

第五章

(1) パーソンズの主張を「開かれた専門職の自律性」として整理するにあたり、窪田・高城ら(2004)の提唱する「開かれた自律」概念に示唆を受けた。窪田らは、大塚・丸山ら市民社会派の提唱した「個の自立」に対して、「弱さと連帯」とをうちに含む新たな自律モデルを提示している。本章の試みは、いわばこの個人の「開かれた自律」概念を、近代専門職という最も自律性の高い「集団」に拡張しようとする試みでもある。

(2) ただし、近年では医師の職業倫理の中にも研究倫理が含まれるようになってきた。例えば、『世界医師会 医の倫理マニュアル』は、その一章(「第五章 倫理と医学研究」)を臨床研究に充てている(Williams 2005＝2007)。

(3) 例えば、歴史学者デイヴィッド・ロスマンは、医学研究の大規模化に伴い引き起こされた倫理的・社会的問題をきっかけとして、倫理学者や法学者が医療・医学に関する意思決定の場に参入してきたことを強調しているが、これは医学研究規制における部外者の役割を強調する点で、以下で見るベンソンの認識と同様である(Rothman 1991＝2000)。また、医療社会学者の進藤雄三は、七〇年代以降のアメリカ医療・医学システムの変容を「専門職によるコントロール」から「専門職へのコントロール」として描き出し、ベンソンと同様に、専門職「外」のコントロールの増大を医療・医学の構造的変容と結びつけて論じている(進藤 2005)。ただし、これらの議論は内的コントロールと外的コントロールの区別を固定的に捉えているという点で問題も多い。詳しくは、田代(2010c)を参照。

(4) この特集号はその後、単行本としても出版されている(Freund 1970)。

(5) なお、パーソンズが専門職について集中的に論じている別の論文(Parsons 1968)においては、ここでいう「専門職複合体」は、「学問—専門職複合体(discipline-profession complex)」と名付けられ、主に研究機能と実践機能の融合と、それに伴う緊張の問題が論じられている。また、人体実験論と同年に公刊された『政治と社会構造』においても、「専門職複合体」に関する若干の記述がある（Parsons 1969: 505-508＝1974: 284-288）。

（6）ただし、患者を集合体としての病院の「メンバー」ととらえる視座は、『社会構造とパーソナリティ』所収の論考において、すでに明確に打ち出されている（Parsons 1964: 337-342＝1973: 443-448）。

（7）市場モデルの採用以外にも、パーソンズは以下の二つの要因を挙げている。第一に、研究という営みが主に物理学や化学をモデルとして想定され、人間と直接的な関係を取り結ぶ必要がある行為としては認識されてこなかったこと。第二は、社会科学者も専門職の機能のうち教育や実践に比べて、研究という機能に注目してこなかったこと（Parsons 1978: 43）。

（8）その代わりに、日本で試みられている被験者の「負担軽減」や「恩恵の提供」の例として、日本臨床薬理学会編（2002: 38-40）を参照。

（9）パーソンズはこの集団を「合議制アソシエーション（collegial association）」と呼ぶ。この点については、高城（2002）第五章を参照のこと。

（10）この議論の背景には、彼独自の四機能図式と呼ばれる理論枠組みがある。四機能図式とは、システムが存続するために必要な機能的要件を、適応（Adaption）、目標達成（Goal-Attainment）、統合（Integrtion）、潜在的パターンの維持と緊張管理（Latent Pattern Maintenance and Tension Management）という四つの側面から捉えたものであり、それぞれの頭文字をとって、ＡＧＩＬ図式とも呼ばれる。高城（2002）第四章を参照。

（11）なおかつてイギリスでは、医師や歯科医師が独自に臨床試験を行う場合には、医師特例許可証（Doctors and Dentists Exemptions, ＤＤＸ）という特例制度が存在していた（宇津木 1998）。しかし二〇〇四年以降は、ＥＵ臨床試験指令を受けて、ＤＤＴを含めたすべての臨床試験は、臨床試験許可（ＣＴＡ）へと一本化されている（栗原 2004）。

（12）トランスレーショナル・リサーチについては、藤原（2004）も参照。

（13）こうしたパーソンズの認識の背景にあるのが、近代の専門職養成の要となってきた大学システムへの理解である。彼のみるところでは、「哲学複合体の中心を形成するヒューマニティ」と「応用複合体を形成する法と医学」という二つの流れが「学問―専門職複合体」として組み合わされたところに、こんにちの大学システムが形成されてきた（Parsons 1968: 541）。その帰結として、「人文科学の学部と専門職学部の相互浸透」が生じ、例えば、マサチューセッツ工科大学のように、遅れてきた専門職である工学者育成の組織が、基礎科学を取り込んで総合大学化するという現象が生じることとなった（Parsons 1968: 542）。このように、パーソンズの枠組みにおいては、純粋にアカデミックな学問研究組織と、実践に志向した法学や医学などの専門職養成組織との「相互浸透」が、こんにちの知識の流通を支える基盤となっていると考えられている。

（14）例えば、進藤は、「消費者志向」や「患者の権利」概念の拡大を「専門職へのコントロール」を代表するメカニズムの台頭として説明している（進藤 2005: 33）。

（15）この点に関しては、高城（2000）を参照。

（16）この点に関連して、神学者であり、生命倫理学者でもあるポール・ラムジーの古典的な議論が類似した見解を有していることは興味深い。ラムジーはかつて、「同意の倫理学」において自発的な同意こそが、人間と人間の関係としての医師―患者関係ならびに研究者―被験者関係の基礎になるという視点から、次のように述べていた。「医学実験において、同意の関係がめざす共通の目的とは、医学の発展と他者への利益である。治療と診断的ないしは治療的研究における共通の目的は、患者当人に対する何らかの利益である。ただし、これもやはり、患者と医師がともに『私が治す』と言うことができるような、そして理想的にはそのように言うべきであるような、共同の冒険（joint venture）なのである」（Ramsey [1969] 2002: 6＝1998: 187）。もちろん、ここでは研究と診療の区別が概念的に整理されておらず、現代の研究倫理から見れば幾分か問題点はある。とはいえ、ここでラムジーが示している見解はパーソンズのものと共振している。それをあえて本書の立場からパラフレーズするならば、医師—患者は「患者当人に対する何らかの利益」、研究者—被験者は「医学の発展と他者への利益」という共通の目標に共に向かい合う、そうした関係を目指すべきだ、ということになろう。ラムジーはこうした関係はもはや「契約」ではなく、「パートナーシップ」と呼ぶにふさわしいという。

(17) なお、この問題に関連した国内の文献としては、Levine et al. (2001)、佐藤 (2001)、栗原 (2003)、香川 (2001) がある。

(18) この点に関しては、さしあたりEmanuel (2008) を参照。

終章

(1) この「職業倫理としての医療倫理」と「医療—社会の倫理」という対表現は、技術倫理に関する直江清隆の表現を応用したものである。直江は、技術倫理のなかには、「技術者個人のモラルや倫理」という「技術者の倫理」と、それをこえて「技術をどういう方向に変えていくのかという、技術それ自体の倫理」、すなわち「技術の倫理」という二つの方向があることを指摘したうえで、それらを「職業倫理としての技術倫理」と「技術—社会の倫理」と呼んで区別している (直江 2005: 153)。

(2) むろん、キングの「実験的治療」論に見られるように、こんにちでも外科や心理療法の領域では、むしろこのモデルが適切な場合もある (田代 2008a)。また同時に、かつての日本の学用患者制度やフランスの施療院のように、実験的治療が必ずしも通常の医師—患者関係に埋め込まれて行われていたわけではないこともある。それゆえ、ここで示しているのはあくまでも「理念型」にすぎないことに注意したい。

(3) ただし、ここでの津谷の「公共の健康」は、一般的な公衆衛生概念とは幾分か異なっていることに注意したい。以下の津谷の発言を参照。「わたしは本当は、『公共の健康』という考え方はあまり好きではありません。しかし、わたしは、すべての人々、生きものは、共生すべきだと考えています。このことは、『公共の健康』という概念と必ずしも同意ではありません。わたしが考えるのは、人間が、他者と、そして他の生きものと共生しているということは、エコロジカルなバランスを形づくっているということであって、それは人間の生存にとって最も重要なことなのです。アジアなどの精神性にある『アニミズム』を思い起こすことに意義があると思います。ただし、個人か公共かということになると議論の性質が異なってきますが、わたしは“my patient”というより先に来るべきなのは、エコロジカルな意味も含んで“public health”だということだと思うのです」(Levine et al. 1999: 372-373)。

(4) 例えば、アメリカは典型的な「公共の健康」を優先する医療システムだといえるかもしれない。というのも、先述したように、アメリカの医療政策は、基本的なヘルスケアを平等に分配することではなく、医学研究の革新的成果によって、国民全体の健康水準を増大させることに強調があるからである。これに対して、日本においてはどちらかといえば、「私の患者」を優先する医療システムが形成されているように思われる。というのも、アメリカのように研究成果がすぐに医療に取り入れられ、絶え間なく医療の質の向上が図られることはない代わりに、比較的安価で全国どこにいても基本的な医療にはアクセスが可能だからである。この点に関しては、広井(1996)の第二章を参照。

(5) この点について、増井の論考から示唆を得た(増井 2004)。なお、以下の増井の指摘を参照。「one of one は生命倫理の議論の中で強調される。そして、one of one と one of them の関係をただ分別していたのでは、問題は解決しないように思われる。本書ではそこまでたどり着くことができなかったが、one と them との関係を動的な、共時存在的なものとして捉える試みが必要であるように考えている。日本では全体主義への忌避感から、one of them についての考察がどこかゆがんでいるように思われるところがある。しかし、現実には、私個人の生活は、どうしようもなく them に支えられているのである」(増井 2004: 658)。

(6) この点について、増井は以下のように唄の発言を紹介している。「『人間の場合には「個体としての生命」を至上とし、そこに本質的価値を認め、しかもすべての個体を独立・平等なものと観念するところに、動植物の生命との観念の相違を認める』を持論とするという唄博士にとって、『one of them』を書き表すことは、『清水の舞台から飛び降りる』ことであったという」（増井 2004：657）。

あとがき

　社会学の出身で「医学研究の倫理について研究しています」というと不思議な顔をされることが多い。その一つには、私がいわゆる文系の研究者であり、医療系の資格や実務経験がない、ということとも関係しているが、どうもそれだけではないようだ。よくよく話を聞いてみると、なぜこんな分野に興味を持ったのか、むしろ研究動機がつかめないという。

　たしかに、ポスドク時代には縁あって哲学研究室に在籍していたものの、私自身は哲学者や倫理学者としてではなく、あくまでも社会学者として（あるいはせいぜい「生命倫理学者」として）これまで仕事をしてきた。なにしろ残念ながら、社会学の世界では、生命倫理の分野に足を突っ込んでも、ほとんど評価されないのだ。ましてやその中でも、人を対象とする研究の倫理というのは、おそろしく地味な領域である。

だから正直なところ、当初はこの分野にこれほど深く関わることになるとは予測していなかった。しかし今では、この領域を掘り下げていくことは、むしろ自分の関心の中心となりつつある。むしろ、これほど重要な領域に、なぜもっと多くの人文・社会科学系の研究者が参入しないのか、とさえ思う。研究倫理は科学と医療が出会うだけでなく、そこに経済・政治・文化が絡まる、極めて現代的な研究テーマである。最近、一部の文化人類学者が積極的にこの分野に参入してきているのは、そのためだ。本書はこうした動きへの「勧誘」のために書いた本でもある。

思い返せば、大学院に進学した当初、私自身が興味を持っていたのは死生観の問題だった。具体的には、加藤周一らの『日本人の死生観』のような仕事を、むしろ現代のトピックを対象に取り組んでみたいと考えていた。それで興味を持ったのが生命倫理や医療倫理の問題だった。当時、社会学者のなかにも、独自の切り口から脳死・臓器移植や生殖医療に関する研究を進めている人たちが現れていた。それもあって、まずは生命倫理や医療倫理に関する翻訳文献を片っ端から読むことを始めたのだが、これが難航した。今から思えば当たり前なのだが、それらの多くは哲学者や神学者の抽象的な議論で占められていて、これがいったい現実の医療や生命科学の倫理的問題とどう切り結ぶのか、容易には理解できなかったのである。いやむしろ、読めば読むほど、なぜこのような議論が必要なのか、その必要性がわからなくなってきたというのが正直なところだ。

転機が訪れたのは、香川知晶の『生命倫理の成立』との出会いである。この本は主に、歴史家ロスマンと生命倫理学者ジョンセンの先行研究に依拠しながら、生命倫理学という分野がどのように成立し、それが何を目指しているのかをコンパクトに提示したものである。それまで、生命倫理学の抽象的な議論に辟易していた私にとって、むしろ、それらの議論をとりまく社会的・文化的背景に焦点をあてた香川の研究は画期的に思えた。気づけば、アメリカの生命倫理学も誕生してから三〇年が過ぎ、歴史的総括の時期に入っていたのである。海の向こうでは、一次資料にも容易にアクセス可能であり、多様な視点から歴史的な研究が進められていた。幸い大学院生の時に、ジョージタウン大学ケネディ倫理学研究所のアーカイブで資料収集する機会に恵まれ、そこでかなりの文献を集めることができた。

こうして一時期アメリカの生命倫理学の歴史的な背景の検討に没頭した結果、逆に日本では議論されていない部分が際立って存在することに気付くようになった。その一つが「研究倫理」の領域である。私が研究を開始した当初は、基本的なガイドラインや文献はまったくといっていいほど翻訳されておらず、議論の概略すら日本には伝わっていなかった。他の分野の研究者からは、生命倫理や医療倫理の領域にはたくさん研究者がいるでしょう、などといわれるが、こと研究倫理に限ってはそんなことはない。日本でもっぱら議論されるのは、終末期医療や生殖医療といった身近な話題であり、人を対象とした研究の倫理に関しては、それを主たる関心としている研究者などほとんどいない。せいぜい倫理委員会の実務で必要になるので最低限の勉強をする、という程度のものである。あらゆる医療は最終的に「人で試す」という段階を踏まなければ実用化できないのにもかかわらず、である。それゆえ、研究動機の大部分を占めているのは、「他に誰もやらないが、誰かやらないといけない」という一種の使命感のようなものである。

この意味で、本書は国内では初めて英語圏の研究倫理の議論をある程度まとめて紹介したものになっている。もちろん、扱えたのは限られたトピックではあるが、その中でもある程度通時的に英語圏での議論を追えるように工夫した。なかでも心がけたのは、この分野の古典的な議論を盛り込むことである。実際、本書で大きく取り上げた論考は、一九七〇年代前後のものが多い。序章で出てくるヨナス、第二章の記述で多くを依拠したカラン、第五章のパーソンズ、これらの論考の初出はすべて一九六〇年代後半である。第三章で取り上げた一九七〇年代のレヴァインの議論も、もはや古典である。実は英語圏でも、これらの仕事を丁寧に読み直す作業はほとんどされていないのだが、個人的には今なお学ぶべき点は多いと感じている。

また国内の議論に関しても、なるべく丁寧に初期の先行研究に言及するように努めた。生命倫理学は若い研究分野であるせいか、先人の努力に適切な敬意を払わない議論をときどき見かける。もちろん学際的な領域なので、自分の専門分野以外に目配りが利かないのは仕方ないことなのかもしれない。しかし実際には、早くからそれぞれの領域に真摯に取り組んできた人々がいる。研究倫理に関して言えば、まずは新聞記者の宮野晴雄氏と医師の砂原茂一氏の先駆的な業績に対して、最大限の敬意を表したい。一九七五年の『薬理と治療』誌に掲載された一連の記事をはじめ、宮野氏の先を見通す力には驚かされたし、「臨床研究は行き届いた親身の日常診療の上にはじめて効果的に成り立つ」という砂原氏の言葉は、本書の記述全体を支えてくれた。

その一方で、本書では十分にカバーできなかったトピックも多い。特に、最後まで迷っていたのは、一九九〇年代以降の研究倫理の議論をリードした、途上国における臨床試験の問題の扱いである。結局、正面から取り上げることはやめて、変則的な形で一部の議論を紹介するに留めた。これはこの問題の重要性を軽く考えたからではない。むしろ、本格的に議論するためには、改めて本一冊分の議論をしなければならないことを痛感したからである。

このテーマについては、私自身も今後さらに研究を深めていくつもりだが、これを機に興味を持つ人が出てくることを期待している。この問題は、間違いなく二一世紀に生命倫理学が取り組むべき大きな課題の一つである。しかもまだ解決策は見えていない。医学研究がますますグローバルする中で、日本からも独自の知的貢献が求められている。

慣例に従い、本書の成り立ちについて説明しておく。本書は、二〇〇七年三月に東北大学文学研究科から博士号を授与された論文「臨床医学研究の社会的コントロール――研究と診療の境界をめぐる社会学的考察」に大幅な加筆・修正を加えたものである。ただし、今回書籍化するにあたって、前半部分を中心にかなり記述を書き換えた。そのため、論旨に大きな変化はないが、全体の構成を含め、博士論文からは大きく変化している部分もある。

以下に参考までに本書の各章の原型となった既発表論文を示しておく。ただし、一つの論文を分割して二つの章へ配分している部分もあるため、各章と元の論文とは大きく異なっている場合があることを断っておく。

序　章　書き下ろし
第一章　「医療倫理における『研究と治療の区別』の歴史的意義——日米比較の視点から」（『臨床倫理学』四号、二〇〇六年）
第二章　「確率化する医療と『インフォームド・コンセント』の誕生」（杉田米行監修『日米医療保障比較モノグラフシリーズ』スモールワールド、二〇〇六年）
第三章　「研究と診療を区別する二つのモデル——ヘルシンキ宣言からベルモント・レポートへ」（『医学哲学　医学倫理』二五号、二〇〇七年）
第四章　書き下ろし
第五章　「専門職と『開かれた自律——後期パーソンズ医療社会学の射程』（『社会学研究』七九号、二〇〇六年）
終　章　書き下ろし

最後に、本書の完成までお世話になった多くの人に御礼を述べておきたい。とりわけ、一〇年以上にわたってお世話になった東北大学大学院文学研究科の社会学研究室の教員、院生・学部生、OB・

ＯＧ、事務補佐員の皆さんには、どれほどお礼を言っても言い尽くせない。東北大の堅実な学風に触れて育ったことは、生来飽きっぽく、時流に乗りやすい私にとって、この上ない「重石」となってくれた。また、日本学術振興会特別研究員の受け入れ先であった東北大学大学院文学研究科の哲学研究室、現在の勤務先である東京大学大学院医学系研究科の医療倫理学分野においても、周囲の理解に恵まれ、充実した研究生活を継続することができた。記して感謝したい。

研究倫理については、大学院時代にほとんど独力で研究を進めていたが、その過程で思わぬ出会いがあり、世界が大きく広がった。倫理審査の現場に私を引き入れてくれたのは、仙台医療センターの齋藤泰紀先生である。一介のポスドクにすぎない私を倫理委員会の外部委員に抜擢するという先生の英断のおかげで、早くから倫理審査の実務に関わることができた。また、長崎大学熱帯医学研究所で毎年開催されている「医学研究のための倫理に関する国際研修コース」には、大学院生の頃に参加して以来、継続的に関わらせて頂いている。コース・ディレクターのライダー・リー先生（ベルゲン大学）、平山謙二先生（長崎大学）、松井健志先生（国立循環器病研究センター）をはじめとして、臨床研究の最前線にいる全国各地の先生方と膝突き合わせて議論できるのは、得難い機会である。さらに東京に来てからは、武藤香織さん（東京大学）や井上悠輔さん（東京大学）をはじめとする同世代の研究者と念願の「研究倫理研究会」を開始することができた。私のわがままに付き合ってくださっている研究会のメンバーに改めて感謝したい。

その他数え切れないほど多くの方々にお世話になったが、ここでは本書の原型となった博士論文執筆に際して、直接指導を受けた三人の先生について、個別に謝意を示したい。まず、学部生の時から一貫して指導を引き受けて頂いた正村俊之先生（東北大学）。おおよそ社会学の本流から離れて好き勝手に研究を進める私にとって、「アジール」としての正村ゼミはこれ以上ないほど居心地の良い場所であった。専門は重ならなくとも、現代社会の総体を理論的に解明したい、という情熱だけは今も先生と共有していると信じたい。

次に、大学院時代に、社会科学の基本をみっちりと教えて頂いた高城和義先生（現帝京大学）。「広く深く」をモットーとする先生の指導なくして、本書の元になったいくつかの論文は書けなかった。高城先生および高城ゼミのメンバーとのディスカッションを通じて、戦後社会科学の良質の伝統を垣間見ることができたのは、私にとって何よりの財産である。

最後に、清水哲郎先生（現東京大学）。清水先生には、大学院生時代から先生の研究プロジェクトに参加させて頂いただけではなく、日本学術振興会特別研究員の受け入れ先も引き受けて頂いた。何よりも先生からは、人文・社会科学系研究者が臨床現場に踏み込む際の「流儀」を学ばせて頂いたと思っている。

出版の企画を勁草書房に持ち込んだのは、三年以上も前のことになる。当時応対して頂いた徳田慎一郎さんから前向きなお返事を頂いたにもかかわらず、結局最近まで実質的な書き直しに取り組むことができなかった。ようやくまとまった時間がとれ、同僚の有馬斉さんに良き伴走者となって頂いて、なんとか書き直しを終えることができた。いったん作業を終えてからは、編集作業を土井美智子さんに引き継いで頂いた。土井さんの的確かつ迅速な対応に感謝しつつ、自分がこれまで多大な影響を受けた本が出版されている出版社から、初めての著作を出せることを幸せに思う。

二〇一一年九月

田代志門

人名索引

ハ 行

マ 行

ヤ 行

ラ 行

ワ 行

事項索引

サ　行

タ　行

ナ　行

ハ　行

マ 行

ヤ 行

ラ 行

文 献

Advisory Committee on Human Radiation Experiments (ACHRE), 1996, *Final Report of Advisory Committee on Human Radiation Experiments*, Oxford University Press.

赤林朗, 2000,『日本における倫理委員会の機能と責任性に関する研究』平成 9～11 年度科学研究費補助金研究報告書, 東京大学.

――, 2002,「倫理委員会の機能――その役割と責任」浅井篤・大西基喜・大西香代子・服部健司・赤林朗『医療倫理』勁草書房, 277-288.

Alexander, Shana, 1962, "They Decide Who Lives, Who Dies: Medical Miracle and a Moral Burden of a Small Committee," *Life*, 9 November: 102-125.

Amdur, Robert J. and Elizabeth A. Bankert, 2007, *Institutional Review Board Member Handbook*, Jones and Bartlett Publishers. (＝2009, 栗原千絵子・斉尾武郎訳『IRB ハンドブック　第 2 版――臨床試験の倫理性確保, 被験者保護のために』中山書店.)

安藤寿康・安藤典明編／日本パーソナリティ心理学会企画, 2005,『事例に学ぶ心理学者のための研究倫理』ナカニシヤ出版.

青木清・町野朔編, 2011,『医科学研究の自由と規制――研究倫理指針のあり方』上智大学出版.

Appelbaum, Paul S., 1996, "Examining the Ethics of Human Subjects Research," *Kennedy Institute of Ethics Journal*, 6(3): 283-287.

Appelbaum, Paul S., Charles W. Lidz, and Allan Meisel, 1987, *Informed Consent: Legal Theory and Clinical Practice*, Oxford University Press. (＝1994, 杉山弘行訳『インフォームド・コンセント――臨床の現場での法律と倫理』文光堂.)

Appelbaum, Paul S., Loren H. Roth, and Charles W. Lidz, 1982, "The Therapeutic Misconception: Informed Consent in Psychi-

atric Research," *International Journal of Law and Psychiatry*, 5: 319-329.

Appelbaum, Paul S., Loren H. Roth, Charles W. Lidz, Paul Benson, and William Winslade, 1987, "False Hopes and Best Data: Consent to Research and the Therapeutic Misconception," *Hastings Center Report*, 17(2): 20-24.

Asai, Atsushi, Motoki Ohnishi, Etsuyo Nishigaki, Miho Sekimoto, Shunichi Fukuhara, and Tsuguya Fukui, 2004, "Focus Group Interviews Examining Attitudes Towards Medical Research among the Japanese: A Qualitative Study, *Bioethics*, 18(5): 448-470.

Aulisio, Mark P., 2003, "Ethics Committees and Ethics Consultation," Stephen Garrard Post ed. *Encyclopedia of Bioethics*, Third Edition, MacMillan Reference, 841-847.（＝2007, 額賀淑郎訳「倫理委員会と倫理コンサルテーション」生命倫理百科事典翻訳刊行委員会編・日本生命倫理学会編集協力『生命倫理百科事典』丸善, 2814-2820.）

唄孝一, 1987,「医薬品の臨床試験と倫理」『法律時報』59(12): 37-45.

――, 1989a,「『倫理委員会』考・1――日本の大学医学部・医科大学倫理委員会」『法律時報』61(5): 144-139.

――, 1989b,「『倫理委員会』考・2――カレン事件と倫理委員会」『法律時報』61(6): 159-154.

――, 1994,「インフォームド・コンセントと医事法学」『第1回日本医学会特別シンポジウム記録集』日本医学会, 18-29.

Barber, Bernard, John J. Lally, Julia Loughlin Makarushka, and Daniel Sullivan, 1973, *Research on Human Subjects: Problems of Social Control in Medical Experimentation*, Transaction.

Beauchamp, Tom L. and James F. Childress, 2001, *Principles of Biomedical Ethics*, Fifth Edition, Oxford University Press.（＝2009, 立木教夫・足立智孝訳『生命医学倫理　第5版』麗澤大学出版会.）

Beecher, Henry K., 1966, "Ethics and Clinical Research," *The New England Journal of Medicine*, 274: 1354-1360.

Benson, Paul R., 1989, "The Social Control of Human Biomedical Research: An Overview and Review of the Literature," *Social Sci-*

ence and Medicine, 29: 1-12.

別府宏圀, 2002,『医者が薬を疑うとき』亜紀書房.

尾藤誠司著／福原俊一監修, 2008,『いざ、倫理審査委員会へ――研究計画の倫理的問題を吟味する』NPO 法人健康医療評価研究機構（iHope).

Bosk, Charles L. and Joel Frader, 1998, "Institutional Ethics Committee: Sociological Oxymoron, Empirical Black Box," Raymond DeVries and Janardan Subedi eds., *Bioethics and Society: Constructing the Ethical Enterprise*, Prentice Hall, 94-116.

Brody, Howard and Franklin G. Miller, 2003, "The Clinician-Investigator: Unavoidable but Manageable Tension," *Kennedy Institute of Ethics Journal*, 13(4): 329-346.

Brynner, Rock and Trent Stepens, 2001, *Dark Remedy: The Impact of Thalidomide and its Revival as a Vital Medicine*, Basic Books.（＝2001, 本間徳子訳『神と悪魔の薬サリドマイド』日経 BP 社.）

Car-Saunders, Alexander Moriis and Paul A. Wilson, 1933, *The Professions*, Claredon Press.

Chen, Donna T., Franklin G. Miller, and Donald L. Rosenstein, 2003, "Clinical Research and the Physician-Patient Relationship," *Annals of Internal Medicine*, 138(8): 669-672.

Curran, William J., 1970, "Governmental Regulation of the Use of Human Subjects in Medical Research: The Approach of Two Federal Agencies," Paul A. Freund ed., *Experimentation with Human Subjects*, George Braziller, 402-454.

Daugherty, Christopher K., Donald M. Banik, Linda Janish, and Mark J. Ratain, 2000, "Quantitative Analysis of Ethical Issues in Phase I Trials: A Survey Interview Study of 144 Advanced Cancer Patients," *IRB*, 22(3): 6-14.

出口康夫, 2005,「臨床からの問い――『統計学の哲学』序説」『京都大学文学部紀要』44: 41-84.

Dresser, Rebecca, 2002, "The Ubiquity and Utility of the Therapeutic Misconception," *Social Science and Policy*, 19(2): 271-294.

Duff, Raymond S. and A. G. M. Campbell, 1973, "Moral and Ethical Dilemma in the Special Care Nursery," *The New England Journal of Medicine*, 289: 890-894.

Emanuel, Ezekiel J., 2008, "Benefits to Host Countries," Ezekiel J. Emanuel, Christine Grady, Robert A. Crouch, Reidar K. Lie, Franklin G. Miller, and David Wendler eds., *The Oxford Textbook of Clinical Research Ethics*, Oxford University Press, 719-728.

Emanuel, Ezekiel J., David Wendler, and Christine Grady, 2000, "What Makes Clinical Research Ethical?" *The Journal of the American Medical Association*, 283(20): 2701-2711.

Emanuel, Ezekiel J., David Wendler, and Christine Grady, 2008, "An Ethical Framework of Biomedical Research," Ezekiel J. Emanuel, Christine Grady, Robert A. Crouch, Reidar K. Lie, Franklin G. Miller, and David Wendler eds., *The Oxford Textbook of Clinical Research Ethics*, Oxford University Press, 123-135.

Faden, Ruth R. and Tom L. Beauchamp, 1986, *A History and Theory of Informed Consent*, Oxford University Press.（＝1994, 酒井忠昭・秦洋一訳『インフォームド・コンセント――患者の選択』みすず書房.）

Fletcher, John C., 1991,「病院に倫理委員会と倫理相談がなぜ必要か？――アメリカにおける考え方と経験について」(恒吉壽子訳)『法律時報』63(5): 107-101.

Foucault, Michel, 1963, *Naissance de la clinique: Une archéologie du regard médical*, Presse Universitaire de France.（＝1969, 神谷美恵子訳『臨床医学の誕生』みすず書房.）

Fox, Renée C., 1998, *Experiment Perilous: Physicians and Patients Facing the Unknown*, with a New Epilogue by the Author, Transaction.

Fox, Renée C., and Judith P. Swazey, 2002, *The Courage to Fail: A Social View of Organ Transplants and Dialysis*, with a New Introduction by the Authors, Transaction.

Freedman, Benjamin, 1987, "Equipoise and the Ethics of Clinical Research," *The New England Journal of Medicine*, 317(3): 141-145.

Freidson, Eliot, 1970, *Profession of Medicine: a Study of the Sociology of Applied Knowledge*, University of Chicago Press.

Freund, Paul A. ed., 1970, *Experimentation with Human Subjects*,

George Braziller.

Fried, Charles, 1974, *Medical Experimentation: Personal Integrity and Social Policy*, North-Holland Publishing Company. (=1987, 内藤周幸・光石忠敬訳『医学実験――無作為化臨床試験の論理と倫理』篠原出版.)

藤原康弘, 2004,「Translational Research を成功させるために――臨床試験の体制整備」『臨床薬理』35(3): 129-133.

福田歓一, 1967,「専門職業をめぐって」『展望』103: 95-105.

福島雅典・樋口修司, 2006,「トランスレーショナルリサーチにおける産・官・学の役割――京大病院による創薬・開発型医師主導治験のとりくみ」『Frontiers in Gastroenterology』11(1): 66-75.

古澤頼雄・斉藤こずゑ・都筑学編著/日本発達心理学会監修, 2000,『心理学・倫理ガイドブック――リサーチと臨床』有斐閣.

Good, William J., 1969, "The Theoretical Limits of Professionalization," Amitai Etzioni ed. *Semi-Professions and their Organization*, Free Press, 266-313.

Grady, Christine, 2002, "Ethical Principles in Clinical Research," John I. Gallin ed., *Principles and Practice of Clinical Research*. Academic Press, 15-26. (=2004, 河野勤・岩本真理子・渡辺亨訳「臨床研究の倫理原則」井村裕夫監修/竹内正弘・藤原康弘・渡辺亨監訳『NIH 臨床研究の基本と実際』丸善, 12-22.)

Greenwald, Robert A., Mary Kay Ryan, and James E. Mulvihill eds., 1982, *Human Subjects Research: A Handbook for Institutional Review Boards*, Prenum Press. (=1987, 阿岸鉄三・今里嘉夫・土肥修司・羽賀道信訳『被験者保護ハンドブック――アメリカ IRB の活動』他人書館.)

浜六郎, 1996,『薬害はなぜなくならないか――薬の安全のために』日本評論社.

原昌平・増田弘治, 2007,「日本の特定機能病院における倫理審査委員会の現状――読売新聞によるアンケート結果の紹介と, 倫理審査の改善に向けた考察」『臨床評価』35(2): 375-408.

林芳紀, 2010a,「偶発的所見の対処義務の基礎付け問題とその含意」『生命倫理』21: 22-29.

――, 2010b,「神経画像研究における偶発的所見の対処法をめぐる倫理

的問題――論点整理と考察」『応用倫理』4: 29-43.
Hester, Micah D., 2008, *Ethics by Committee: A Textbook on Consultation, Organization, and Education for Hospital Ethics Committees.* Rowman & Littlefield Publishers.（＝2009, 前田正一・児玉聡監訳『病院倫理委員会と倫理コンサルテーション』勁草書房.）
樋口範雄, 1999,『フィデュシャリー［信認］の時代――信託と契約』有斐閣.
Hill, Austin Bradford, 1963, "Medical Ethics and Controlled Trials," *British Medical Journal,* 1: 1043-1049.
広井良典, 1992,『アメリカの医療政策と日本――科学・文化・経済のインターフェイス』勁草書房.
――, 1994,『医療の経済学』日本経済新聞社.
――, 1996,『遺伝子の技術, 遺伝子の思想――医療の変容と高齢化社会』中央公論社.
弘睦夫・五十嵐晴彦・清水正之・森下直樹, 1994,「医学部倫理委員会の現状と展望」『倫理学研究』7: 69-84.
星野一正, 1997,『インフォームド・コンセント――日本に馴染む六つの提言』丸善.
星野一正編, 1993,『国際バイオエシックス・シンポジウム 5　倫理委員会のあり方』蒼穹社.
星野一正編著, 1999,『生の尊厳――日米欧の医療倫理』思文閣出版.
市野川容孝, 1993,「ニュールンベルク・コード再考――その今日的意義」加藤尚武・飯田亘之編『応用倫理学研究』千葉大学教養学部倫理学教室, 308-323.
――, 1996,「医療倫理の歴史社会学的考察」井上俊・上野千鶴子・大澤真幸・見田宗介・吉見俊哉編『岩波講座現代社会学第 14 巻　病と医療の社会学』岩波書店, 1-26.
――, 2003,「人体実験と近代医学の成長――19 世紀のドイツ医学」武藤浩史・榑沼範久編『運動＋(反) 成長――身体医文化論 II』慶應義塾大学出版会, 22-47.
――, 2004,「パーソンズと医療社会学」富永健一・徳安彰編著『パーソンズ・ルネッサンスへの招待――タルコット・パーソンズ生誕百年を記念して』勁草書房, 77-88.
位田隆一, 2005,「医療を規律するソフト・ローの意義」樋口範雄・土屋

裕子編『生命倫理と法』弘文堂，70-98.
井村裕夫，2006，『臨床研究イノベーション』中山書店.
石原明，1997，『医療と法と生命倫理』日本評論社.
石居昭夫，1999，『FDA 巨大化と近代化への道』薬事日報社.
――，2004，『FDA の事典』薬事日報社.
Jonas, Hans, 1969, "Philosophical Reflection on Experimenting with Human Subjects," *Daedalus*, 98(2): 219-247.（＝1988，谷田信一訳「人間の被験者を使った実験についての哲学的考察」加藤尚武・飯田亘之編『バイオエシックス最新資料集（続編）』千葉大学教養学部総合科目運営委員会，97-128.）
Jones, James H., 1993, *Bad Blood: The Tuskegee Syphilis Experiment*, New and Expanded Edition, Free Press.
Jonsen, Albert R., 1998, *The Birth of Bioethics*, Oxford University Press.（＝2009，細見博志訳『生命倫理学の誕生』勁草書房.）
香川知晶，2000，『生命倫理の成立――人体実験・臓器移植・治療停止』勁草書房.
――，2001，「プラセボ・コントロールと発展途上国のニーズ――HIV 母子感染防止研究論争をめぐって」「科学技術の発達と現代社会 II」企画運営委員会編『生命・環境・科学技術倫理研究 VI-1』，31-46.
――，2006，『死ぬ権利――カレン・クインラン事件と生命倫理の展開』勁草書房.
甲斐克則，1991，「人体実験と日本刑法」『広島法学』14(4): 53-91.
――，2005，『被験者保護と刑法』成文堂.
甲斐克則編，2009，『医事法講座第 1 巻　ポストゲノム社会と医事法』信山社.
――，2010，『医事法講座第 2 巻　インフォームド・コンセントと医事法』信山社.
掛札堅，2004，『アメリカ NIH の生命科学戦略――全世界の研究の方向を左右する頭脳集団の素顔』講談社.
神里彩子・武藤香織，2010，「『研究倫理コンサルテーション』の現状と今後の課題――東京大学医科学研究所研究倫理支援室の経験より」『生命倫理』20(1): 183-193.
金川琢雄，1971，「人体実験の適法性の限界」鴨良弼・斉藤誠二・団藤重光・平場安治・福田平編『刑法と科学――法律編』有斐閣，113-135.

――，1988,『診療における説明と承諾の法理と実際』多賀出版.
――，1994,「医薬品の臨床試験とインフォームド・コンセント」『金沢医科大学教養論文集』22: 11-24.
金森修，2003,『負の生命論――認識という名の罪』勁草書房.
加藤一郎，1984,「臨床試験と人権」加藤一郎・森島昭夫編『医療と人権』有斐閣，309-330.
Katz, Jay, 1992, "The Consent Principle of Nuremberg Code: Its Significance Then and Now," George J. Annas and Michael A. Grodin eds., *The Nazi Doctors and the Nuremberg Code: Human Rights in Human Experimentation*, Oxford University Press, 227-239.
河原純一郎・坂上貴之編著，2010,『心理学の実験倫理――「被験者」実験の現状と展望』勁草書房.
川上武，1982,『現代日本病人史――病人処遇の変遷』勁草書房.
川喜田愛郎・内田義彦・田村真・外口玉子・松下正明・小野殖子，1982,「臨床への視座――医療が成立する場の営みと学的方法」(誌上シンポジウム)『パテーマ』1: 6-42.
Kelsey, Frances O., 1963, "Patient Consent Provisions of the Federal Food Drug, and Cosmetic Act," Irving Ladimer and Roger W. Newman eds. *Clinical Investigation in Medicine: Legal, Ethical, and Moral Aspects*, Law-Medicine Research Institute, Boston University, 336-340.
King, Nancy M. P., 1995, "Experimental Treatment: Oxymoron or Aspiration?" *Hastings Center Report,* 25(4): 6-15.
――, 2003, "The Line Between Clinical Innovation and Human Experimentation," *Seton Hall Law Review*, 32(3): 571-580.
北澤京子，2001,『岩波ブックレット No. 529　患者のための「薬と治験」入門』岩波書店.
子安宣邦，2000,「近代『倫理』概念の成立とその行方」『思想』912: 4-24.
窪田曉子・高城和義編，2004,『福祉の人間学――開かれた自律をめざして』勁草書房.
熊野純彦，2000,「生死・時間・身体――生命倫理のいくつかの論点によせて」川本隆史・高橋久一郎編『応用倫理学の転換――二正面作戦の

ためのガイドライン』ナカニシヤ出版, 22-52.

栗原千絵子, 2003,「ヘルシンキ宣言第29条の注記と日本における臨床研究の指針」『生命倫理』13(1): 97-104.

——, 2004a,「研究対象者保護法が必要とされる理由——『第I相（フェーズ・ワン）試験』を中心に」『情況　第三期』5(4): 100-107.

——, 2004b,「ヘルシンキ宣言第30条の注記または改定案と日本における『臨床研究に関する倫理指針』」『生命倫理』14(1): 83-90.

——, 2004c,「EU臨床試験指令とイギリス臨床試験規則」『臨床評価』31(2): 351-422.

畔柳達雄, 2009,「2008年ソウル改訂の『ヘルシンキ宣言』について——改訂宣言の逐条解説」『日本医師会雑誌』138(4): 752-769.

Leflar, Robert B., 1995,「日本とアメリカのインフォームド・コンセント——レトリック, 現実, そして政治」(樋口範雄訳) 石井紫郎・樋口範雄編『外から見た日本法』東京大学出版会, 217-242.

——, 1996, "Informed Consent and Patients Rights in Japan." *Houston Law Review* 33(1): 1-112.（=2002, 長澤道行訳『日本の医療と法——インフォームドコンセント・ルネッサンス』勁草書房.）

Levine, Robert J., 1977, "The Impact on Fetal Research of the Report of the National Commission for the Protection of Human Subjects of Biomedical Research," *Villanova Law Review,* 22: 367-383.

——, 1978, "The Boundaries between Biomedical or Behavioral Research and the Accepted and Routine Practice of Medicine," *The Belmont Report: Ethical Principles and Guidelines for the Protection of Human Subjects of Research,* Appendix Volume 1, DHEW Publication No. (OS) 78-0013, (1) 1-44.

——, 1979, "Clarifying the Concepts of Research Ethics," *Hastings Center Report,* 9(3): 21-26.

——, 1988, *Ethics and Regulation of Clinical Research,* Second Edition, Yale University Press.

——, 1999, "The Need to Revise the Declaration of Helsinki," *The New England Journal of Medicine,* 341(7): 531-534.

Levine, Robert J.・津谷喜一郎・坂上正道・光石忠敬・川合眞一・佐藤恵子・掛江直子, 1999,「医薬品開発のグローバリゼーション時代に

おける臨床試験の倫理」(座談会)『臨床評価』26: 341-380.

Levine, Robert J., Peter Lurie, and Stephan W. Lagakos（構成：栗原千絵子), 2001,「ヘルシンキ宣言改訂をめぐる議論——Levine, Lurie, Lagakosによるコメントとその背景」『臨床評価』28: 409-422.

Lock, Stephan, Frank Wells, and Michael Farthing eds. 2001 *Fraud and Misconduct in Biomedical Research*, Third Edition, Blackwell. (＝2007, 内藤周幸監訳『生物医学研究における欺瞞と不正行為』薬事日報社.)

町野朔・雨宮浩編, 2009,『バイオバンク構想の法的・倫理的検討——その実践と人間の尊厳』上智大学出版.

町野朔・辰井聡子編, 2009,『ヒト由来試料の研究利用——試料の採取からバイオバンクまで』上智大学出版.

丸山英二, 1996,「ヒトを対象とする研究に関する合衆国の規制(1)——厚生省の規則①」『神戸法学雑誌』46(1): 242-220.

——, 1997,「ヒトを対象とする研究に関する合衆国の規制(2)——厚生省の規則②」『神戸法学雑誌』47(3): 616-599.

——, 1998,「臨床研究に対するアメリカ合衆国の規制」『年報医事法学』13: 51-68.

——, 2001,『疫学的手法を用いた研究等における生命倫理問題及び個人情報保護の在り方に関する調査研究』平成12年度厚生科学研究費補助金研究報告書, 神戸大学.

Mastroianni, Anna C. and Jeffrey P. Kahn, 2001, "Swinging on the Pendulum: Shifting Views of Justice in Human Subjects Research," *Hastings Center Report,* 31(3): 21-28. (＝2007, 樋口範雄訳「揺れる振り子——ヒトを対象とする研究における正義の変遷」樋口範雄・岩田太編『生命倫理と法Ⅱ』弘文堂, 422-434.)

増井徹, 2004,「医療と医学・生物学研究におけるone of them」湯沢雍彦・宇津木伸編『人の法と医の倫理——唄孝一先生に賀寿と感謝の気持ちを込めて』信山社, 651-681.

Matsui Kenji, Yoshikuni Kita, and Hirotsugu Ueshima, 2005, Informed Consent, Participation in, and withdrawal from a Population-based Cohort Study Involving Genetic Analysis. *Journal of Medical Ethics*, 31: 385-392.

Miller, Franklin G., Donald L. Rosenstein, and Evan G. DeRenzo, 1998, "Professional Integrity in Clinical Research," *The Journal of the American Medical Association*, 280(16): 1449-1454.

Miller, Franklin G. and Howard Brody, 2003, "A Critique of Clinical Equipoise: Therapeutic Misconception in the Ethics of Clinical Trials," *Hastings Center Report*, 33(3): 19-28.

Miller, Matthew, 2000, "Phase I Cancer Trials: A Collusion of Misunderstanding," *Hastings Center Report* 30(4): 34-42.

Mintz, Morton, 1967, *By Prescription Only*, Houghton Mifflin. (＝1968, 佐久間昭・平沢正夫訳『治療の悪夢――薬をめぐる闘い』(上)(下) 東京大学出版会.)

三瀬朋子, 2007,『医学と利益相反――アメリカから学ぶ』弘文堂.

光石忠敬, 1974,「臨床試験における被験者の承諾とその書面化をめぐる基本的な問題について」『臨床評価』2(1): 3-7.

――, 1988,「共同作業への参加の証としてのインフォームド・コンセント――臨床試験と人権について考える」『臨床評価』16: 569-580.

――, 2003,「『臨床試験』に対する法と倫理」内藤周幸編『臨床試験』薬事日報社, 209-264.

――, 2004,「臨床研究における対象者の適正選定とインフォームド・コンセント原則――平等権による再構築」湯沢雍彦・宇津木伸編『人の法と医の倫理――唄孝一先生に賀寿と感謝の気持ちを込めて』信山社, 683-717.

光石忠敬・橳島次郎・栗原千絵子, 2003,「研究対象者保護法要綱案試案――生命倫理法制上最も優先されるべき基礎法として」『臨床評価』30(2, 3): 369-395.

光石忠敬・橳島次郎・栗原千絵子・浅野茂隆・福島雅典, 2007,「研究対象者保護法要綱07年試案――生命倫理法制上最も優先されるべき基礎法として：第2報」『臨床評価』34(3): 595-611.

Miyaji, Naoko T., 1993, "The Power of Compassion: Truth-telling among American Doctors is the Care of Dying Patients," *Social Science and Medicine*, 36(3): 249-264.

宮野晴雄, 1974,「被験者の保護――アメリカにおける新立法と規制の強化」『臨床評価』2(3): 327-334.

――, 1975a,「医と薬をめぐる米国の新立法(上)――ヒト試験と被験

者の保護」『ジュリスト』579: 93-100.
――, 1975b,「知らせた上での同意――FDA によるその明確化」『薬理と治療』3(5): 17-27.
水野肇, 1990,『インフォームド・コンセント――医療現場における説明と同意』中央公論社.
Moreno, Jonathan D., 2003, "To the Editor," *Hastings Center Report*, 33(5): 6-7.
森岡恭彦, 1994,『インフォームド・コンセント』日本放送出版協会.
森下直樹, 1993,「日本における『倫理委員会』の存在理由と課題――社会に開かれた専門家集団の自己規律のために」『浜松医科大学紀要 一般教育』7: 1-17.
村上陽一郎, 2000,『科学の現在を問う』講談社.
武藤香織, 1995,「生命倫理の政策形成と倫理委員会制度の概論――イギリスとの比較を通じて」『医療と社会』5(3): 70-81.
仲正昌樹, 2005,『自己再想像の〈法〉――生権力と自己決定の狭間で』御茶の水書房.
仲正昌樹・打出喜義・仁木恒夫, 2003,『「人体実験」と患者の人格権――金沢大学附属病院無断臨床試験訴訟をめぐって』御茶の水書房.
仲正昌樹・打出喜義・安西明子・仁木恒夫, 2006,『「人体実験」と法――金沢大学附属病院無断臨床試験訴訟をめぐって』御茶の水書房.
中野重行・大泉京子・神谷晃・野口隆志編/㈶日本薬剤師研修センター監修, 2004,『医薬品の臨床試験と CRC 増補版』薬事日報社.
直江清隆, 2005,「技術の哲学と倫理――技術文化と公共性」新田孝彦・蔵田伸雄・石原孝二編『科学技術倫理を学ぶ人のために』世界思想社, 149-173.
National Commission for the Protection of Human Subjects of Biomedical and Behavioral Research (NCPHS), 1975, *Report and Recommendation: Research on the Fetus,* DHEW Publications No. (OS)76-127.
――, [1979] 1998, "The Belmont Report: Ethical Principles and Guidelines for the Protection of Human Subjects of Research," Albert R. Jonsen, Robert M. Veach, and LeRoy Walters eds., *Source Book in Bioethics: A Documentary History*, Gerogetown University Press, 22-28. (=2001, 津谷喜一郎・光石忠敬・栗原千

絵子訳「ベルモント・レポート――研究における被験者保護のための倫理原則とガイドライン」『臨床評価』28(3)：559-568.）
日本医師会生命倫理懇談会編，1990，『「説明と同意」についての報告』日本医師会.
日本臨床薬理学会編，2002，『CRC テキストブック』医学書院.
――，2003，『臨床薬理学　第2版』医学書院.
橳島次郎，1995，「人体実験と先端医療――フランス生命倫理政策の全貌」『Studies 生命・人間・社会』3: 1-53.
――，2001，『先端医療のルール――人体利用はどこまで許されるのか』講談社.
橳島次郎・井上悠輔・深萱恵一・米本昌平，2002，「被験者保護法制のあり方(1)――アメリカ，フランス，台湾の現状と課題の検討から考える」『Studies 生命・人間・科学』6: 1-115.
額賀淑郎，2007，「新遺伝学・生命倫理・実証的アプローチ」山中浩司・額賀淑郎編『遺伝子研究と社会――生命倫理への実証的アプローチ』昭和堂，1-20.
――，2009，『生命倫理委員会の合意形成――日米比較研究』勁草書房.
岡本裕一朗，2002，『異議あり！　生命・環境倫理学』ナカニシヤ出版.
Parsons, Talcott, 1964, *Social Structure and Personality*, Free Press.（＝1973，武田良三監訳『社会構造とパーソナリティ』新泉社.）
――, 1968, "Professions," David L. Sills ed., *International Encyclopedia of the Social Sciences* Vol. 12, The Macmillan Company & The Free Press, 536-547.
――, 1969, *Politics and Social Structure*, Macmillan.（＝1973, 1974, 新明正道監訳『政治と社会構造』（上）（下）誠信書房.）
――, 1978, "Research with Human Subjects and the 'Professional Complex'," *Action Theory and The Human Condition*, Free Press, 35-65.
President's Commission for the Study of Ethical Problems in Medicine and Biomedical and Behavioral Research (PCEMR), 1982a, *Making Health Care Decisions: the Ethical and Legal Implications of Informed Consent in the Patient-Practitioner Relationship, Volume One: Report*, U. S. Government Printing Office.
――, 1982b, *Making Health Care Decisions: the Ethical and Legal*

Implications of Informed Consent in the Patient-Practitioner Relationship, Volume Two: Appendices, Empirical Studies of Informed Consent, U. S. Government Printing Office.

Ramsey, Paul, ［1969］2002, *The Patient as Person: Explorations in Medical Ethics*, Second Edition, Yale University Press.（＝1988, 森岡正博訳「医師と患者の『同意』の意味」〔第1章抄訳〕加藤尚武・飯田亘之編『バイオエシックスの基礎――欧米の「生命倫理」論』東海大学出版会, 185-192.）

Rothman, David J., 1991, *Strangers at the Bedside: A History of How Law and Bioethics Transformed Medical Decision Making*, Basic Books.（＝2000, 酒井忠昭監訳『医療倫理の夜明け――臓器移植・延命治療・死ぬ権利をめぐって』晶文社.）

笹栗俊之・池松秀之編, 2011,『臨床研究のための倫理審査ハンドブック』丸善出版.

笹栗俊之・柴田智美, 2008,「診療と研究の境――臨床試験の倫理」山崎喜代子編『生命の倫理2――優生学の時代を超えて』九州大学出版会, 297-328.

佐藤恵子, 2001,「国際的な研究の倫理的問題――途上国における HIV/AIDS の臨床試験を例に」『臨床評価』26(3) : 423-428.

Shamoo, Adil E. and Felix A. Khin-Maung-Gyi, 2002. *Ethics of the Use of Human Subjects in Research: Practical Guide*, Garland Science Publishing.（＝2004, 川島紘一郎・平井俊樹・斉藤和幸訳『臨床倫理学』朝倉書店.）

清水哲郎, 1997,『医療現場に臨む哲学』勁草書房.

進藤雄三, 2005,「医療専門職とコントロール――『自律性』の社会的基底の考察に向けて」宝月誠・進藤雄三編『社会的コントロールの現在――新たな社会的世界の構築をめざして』世界思想社, 23-41.

白井泰子, 2004,「日本における倫理審査委員会の機能および役割の強化に関する一考察」『精神保健研究』50: 63-76.

Silverman, Milton Morris and Philip R. Lee, 1974, *Pills, Profits and Politics*, University of California Press.（＝1978, 平澤正夫訳『薬害と政治――薬の氾濫への処方箋』紀伊国屋書店.）

Starr, Paul, 1982, *The Social Transformation of American Medicine*, Basic Books.

砂原茂一，1974，『臨床医学の論理と倫理』東京大学出版会.
――，1986，「臨床試験の論理と倫理」伊藤隆太・太田喜夫・中島光好・中村活雄・府川和永編『新医薬品開発要覧――臨床編』R＆Dプランニング，3-12.
――，1988，『臨床医学研究序説――方法論と倫理』医学書院.
高城和義，1989，『アメリカの大学とパーソンズ』日本評論社.
――，2000，「人間の条件と医療――晩年パーソンズの医療社会学」『思想』915: 113-133.
――，2002，『パーソンズ――医療社会学の構想』岩波書店.
武田茂樹，1981，「医学上の人体実験の適法性」『日本大学大学院研究科年報』11，63-122.
玉腰暁子，2000，『疫学研究におけるインフォームド・コンセントに関する研究と倫理ガイドライン策定研究』平成11年度厚生科学研究費補助金研究報告書，名古屋大学.
玉腰暁子・武藤香織，2011，『医療現場における調査研究倫理ハンドブック』医学書院.
田代志門，2002「R. フォックスのバイオエシックス論――生命倫理の社会学に向けて」『社会学年報』31: 83-100.
――，2004，「生命倫理政策と『宗教の声』――米国のクローン・幹細胞研究をめぐる議論から」『福音と世界』59(12): 42-47.
――，2006，「臨床試験のリスクとその公正な分配――TGN 1412事件の社会倫理学的考察」『臨床評価』34 (Suppl XXIV): 149-162.
――，2008a，「革新的治療をどう規制するか――研究倫理からのアプローチ」『Organ Biology』15(2): 15-27.
――，2008b，「医師の視点からみた研究倫理――金沢大学附属病院無断臨床試験訴訟を事例として」杉田米行編『日米の医療――制度と倫理』大阪大学出版会，129-150.
――，2009，「中絶と胎児研究の倫理――全米委員会の議論をてがかりとして」玉井眞理子・平塚志保編『捨てられるいのち，利用されるいのち――胎児組織の研究利用と生命倫理』生活書院，75-103.
――，2010a，"Research, Practice, and Innovative Therapy: On the Theoretical Models of Robert J. Levine," *Asian Bioethics Review*, 2(3): 229-239.
――，2010b，「研究倫理ガイドラインの近年の動向――『臨床研究に関

する倫理指針』の改正を中心に」『内分泌・糖尿病・代謝内科』31(1)：81-89.

――，2010c，「専門職の『自律』の転換――医学研究を監視するのは誰か」仲正昌樹編『叢書アレテイア 12　自由と自律』御茶の水書房，273-299.

――，2010d，「医学研究規制政策の新たな展開――分裂から統合へ？」『保健医療社会学論集』21(1)：32-38.

――，2010e，"Unintended Consequences of 'Soft' Regulations: The Social Control of Biomedical Research in Japan," *International Journal of Japanese Sociology* 19: 4-17.

――，2010f，「臨床研究における利益相反――国内外の研究倫理ガイドラインの動向」『精神神経学雑誌』112(11)：1130-1135.

――，2010g，「研究倫理のフロンティア――ヘルシンキ宣言の歴史と現在」『循環制御』31(3)：177-181.

寺岡章雄・津谷喜一郎，2011，『日本で承認されていない薬を安全に使う――コンパッショネート使用制度』日本評論社.

Truog, Robert D., Walter Robinson, Adrienne Randolph, and Alan Morris, 1999, "Is Informed Consent Always Necessary for Randomized, Controlled Trials?" *The New England Journal of Medicine*, 340(10): 804-807.

土屋貴志，1999，「インターネット講座　人体実験の倫理学」(2011 年 3 月 1 日取得，http://www.lit.osaka-cu.ac.jp/user/tsuchiya/class/vuniv99/vuniv-index.html)

――，2002，「『bioethics』と『生命倫理』――人体実験論を中心に」小泉仰監修・西洋思想受容研究会編『西洋思想の日本的展開――福澤諭吉からジョン・ロールズまで』慶應義塾大学出版会，154-174.

――，2008，"The Imperial Japanese Experiments in China," Ezekiel J. Emanuel, Christine Grady, Robert A. Crouch, Reidar K. Lie, Franklin G. Miller, and David Wendler eds., *The Oxford Textbook of Clinical Research Ethics*, Oxford University Press, 31-45.

内田義彦，1988，「方法を問うということ――看護人的状況としての現代における学問と人間」『内田義彦著作集　第 6 巻』岩波書店，245-263.

――，1989，「『作品』への遍歴」『内田義彦著作集　第 8 巻』岩波書店，

317-365.
内田義彦・川喜田愛郎・唄孝一，1985，「人間・病・医療・科学――本巻の課題」（対談）唄孝一編『医療と人権』中央法規，1-21.
宇都木伸，1995，「イギリスにおける医学研究倫理委員会（1）」『東海法学』14: 300-264.
――，1998，「イギリスにおける臨床研究」『年報医事法学』13: 83-94.
Wertheimer, Alan, 1999, *Exploitation*, Princeton University Press.
Williams, John R., 2005, *World Medical Association Medical Ethics Manual*, World Medical Association.（＝2007，樋口範雄監訳『WMA 医の倫理マニュアル』日本医師会.）
World Medical Association（WMA），[1964] 1970 "Declaration of Helsinki: Recommendations Guiding Medical Doctors in Biomedical Research Involving Human Subjects", Henry K. Beecher, *Research and the Individual: Human Studies*, Little, Brown and Company, 277-278.（＝1993，市野川容孝訳「ヘルシンキ宣言 I（1964 年）」加藤尚武・飯田亘之編『応用倫理学研究』千葉大学教養学部倫理学教室，321-322.）
――，[2000] 2003, "Declaration of Helsinki: Ethical Principles for Medical Research Involving Human Subjects", 資料集　生命倫理と法編集委員会編『資料集　生命倫理と法』太陽出版，31-34.（＝2003，日本医師会訳「ヘルシンキ宣言――ヒトを対象とする医学研究の倫理原則」資料集　生命倫理と法編集委員会編『資料集　生命倫理と法』太陽出版，28-31.）
山崎茂明，2002，『科学者の不正行為――捏造・偽造・盗用』丸善.
――，2007，『パブリッシュ・オア・ペリッシュ――科学者の発表倫理』みすず書房.
米本昌平，1998，『知政学のすすめ――科学技術文明の読みとき』中央公論社.
吉田邦彦，2003，『民法理論研究第 2 巻　契約法・医事法の関係論的展開』有斐閣.
Zitrin Arther and Henriette Klein, 1976, "Can Psychiatry Police Itself Effectively?: The Experience of One District Branch," *The American Journal of Psychiatry*, 133: 653-656.

著者略歴

1976年　山形県に生まれる
2007年　東北大学大学院文学研究科博士後期課程修了
博士（文学）
現　在　東京大学大学院医学系研究科特任助教
著　書　『日米の医療』（共著、大阪大学出版会、2008年）
『捨てられるいのち、利用されるいのち』（共著、生活書院、2009年）
『自由と自律』（共著、御茶の水書房、2010年）
『はじめて出会う生命倫理』（共著、有斐閣、2011年）

研究倫理とは何か　臨床医学研究と生命倫理

2011年9月29日　第1版第1刷発行

著者　田《た》代《しろ》志《し》門《もん》

発行者　井村寿人

発行所　株式会社　勁《けい》草《そう》書房

112-0005 東京都文京区水道2-1-1　振替　00150-2-175253
（編集）電話 03-3815-5277／FAX 03-3814-6968
（営業）電話 03-3814-6861／FAX 03-3814-6854
大日本法令印刷・ベル製本

ISBN978-4-326-15417-3　Printed in Japan